むし歯で歯を一本も削られたことがない
歯医者が語る

良い歯科治療になるかどうか？はあなた次第です!!

葉 清貴
医療法人社団
ハートデンタルクリニック院長
Kiyotaka You

Clover
クローバー出版

まえがきにかえて――

「歯と歯の治療」について考えることは
「人生と人生の生き方」について考えること――

「痛いから行きたくない」、「下手な人は本当に下手」、「予約時間に始まらない」、「治療費が高い」、「儲け主義」、「プライドが高く、上から目線で話す」……。

悲しいことですが、歯科治療と歯医者さんに対する世間のイメージは、好意的なものが少ないようです。

しかし、本当に悪質な、あるいは下手な歯医者さんは全体のごく一部にすぎません（それはどの業界でも同じです）。

にもかかわらず、患者さんが悪い印象を持っているならば、その原因は「相互のコミュニケーション不足」にあると思います。

まず歯医者さん側の話をすれば、「患者さん本位（主体）のコミュニケーション」ができない人が多い。他のサービス業と比べても、相手側への説明が足りず、心理的なフォローが下手な人もいます。中には経営者として売上に気を取られすぎている人もいます。

その一方で、患者さんにも課題があります。たとえば、こんな傾向です。

必要以上に歯医者さんを「上」に見て、いろいろ希望があるのに遠慮してしまう……。

自分の身体のことなのに「専門的なことはよくわからないのでお任せします」と受け身のスタンスをとる……。

治療に満足できないと、なんでも歯医者さんのせい（他責）にする……。

歯の大切さ、定期検診の重要さを理解していない……。

このような傾向がある中で、患者さんが良い治療を受けるためには、良い歯医者さん？　を選ぶと同時に、主体的かつ自己責任の意識を持つことも必要です。

本書は、そうしたスタンスの下、患者さんが「自分にとっての良い歯医者さん」を見つけ、自分の望む歯科治療を実現していくためのアドバイスとして書きました。

本書で私が主にお伝えしたいのは、患者さんに対する次のような提案です。

◎ 自分がどうなりたいのか。そのためにどのような治療を希望するのかを明確にする。

◎ 自分の価値観に合った歯医者さん、および患者さん本位（主体）のコミュニケーションができる歯医者さんを選ぶ。

◎ 治療方針は受け身ではなく自分が決める意識を持つ。

こうして並べてみると、歯と歯の治療について考えることは、実は「人生と人生の生き方」について考えることでもあると思いませんか。

私が提案していることは一見厳しいようですが、自分の身体と人生のことなのだから当たり前のことです。

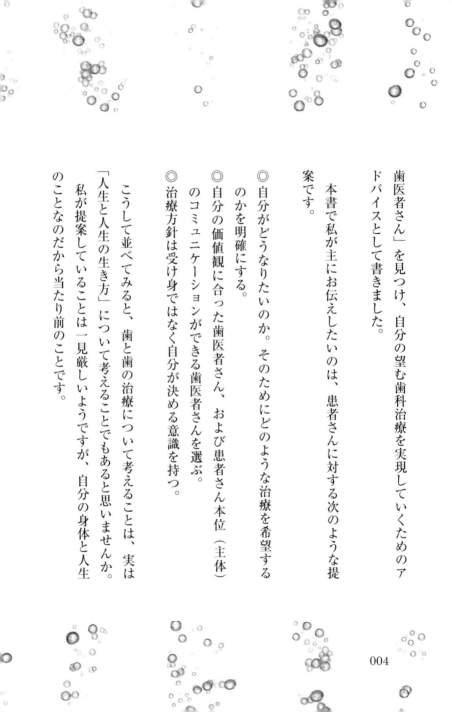

その上で――。

本書を参考にして、皆さまが不利益を被らないように、歯医者さんや歯科医院のダメな部分を見極めてください。

自分に合った歯医者さんを見つけてください。

まっとうな批判は大歓迎です。足りないところは私たち歯科医師も改善していきます。一緒に歯と健康を守りながら、長いお付き合いをしていきましょう。

本書が、皆さまが良い治療を受けるための、そして、なりたい未来になるための環境づくりのお役に立つことを心より願っています。

＊本書では他の歯医者さんに対する批判めいた記述もあります。本当にダメだと思うケースもありますが、その多くは価値観の相違による対立です。どちらが正しいと強弁するつもりはありません。患者さんには、それを踏まえて、ご自分の価値観に合った歯医者さんを選んでいただきたいと思っています。

contents

第1章

「良い歯医者さん」とは何か？

第2章

良い歯医者さんを見抜くコツ

contents

contents

第3章 自分にとって良い治療を受ける

contents

第4章 自分の人生を大事にする

contents

第1章

「良い歯医者さん」とは何か?

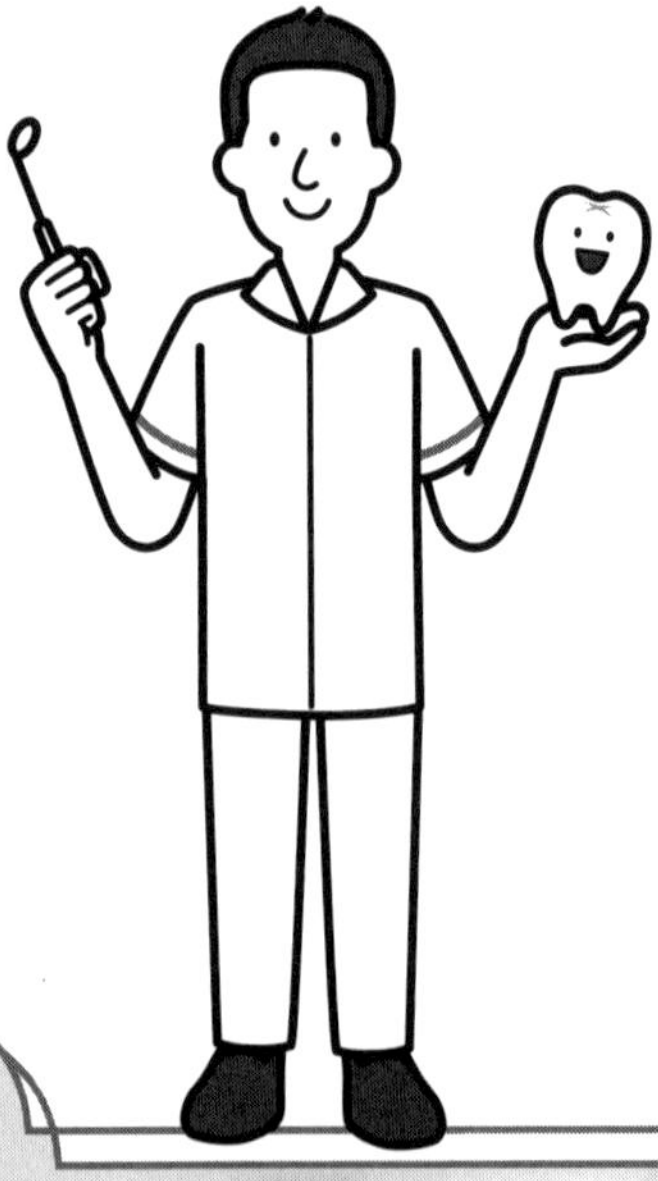

結論から言うと「良い歯医者さん」は、人によって違います。

１つ条件を挙げるならば、良い歯医者さんは「患者本位（主体）のコミュニケーションができる」ということです。患者さんは、これを歯医者さん選びの第一条件にすべきでしょう。ただし、良い治療を受けるためには、歯医者さんを評価するだけでは不十分です。

患者さん自身も意識を変え、努力することを忘れないでください。自分の大事な歯と健康を守るのは、患者さん自身なのですから。

Q1

「良い歯医者さん」とは、どんな人ですか？

A １つ挙げるなら、「患者さん本位（主体）のコミュニケーションができること」です。

「世の中の全員にとっての良い歯医者さん」は存在しません。歯科治療や歯医者さんに求める優先順位や価値観が一人ひとり異なるからです。

大事なのは、「あなたにとって良い歯医者さん」を見つけること。

ただし、誰にでも当てはまる条件を１つ挙げるなら、「患者さん本位（主体）のコミュニケーションができること」でしょう。これができている歯医者さんは、その他の条件もクリアしていることが多いからです。

「本当に良い歯医者さん」の定義は人それぞれ違う

「本当に良い歯医者さんを知りませんか？」

「歯医者さんはどこに行っているの？　そこ、上手？　今までで一番？　だったら自分も通おうかな」

友人や知人と話していて、このようなことを聞かれたことはありませんか。

そのとき皆さんは、どう答えているのでしょう？　ご自分が通っている歯科医院を「本当に良い」とする根拠は何でしょうか。

結論から申し上げると、「誰にとっても良い歯医者さん」は存在しません。

いるとすれば、それは「あなたにとって良い歯医者さん」です。

なぜなら、歯科治療や歯医者さんに求めることの優先順位は、一人ひとり異なるからです。

試しに他の分野で考えてみましょう。

たとえば、学習塾――。良い塾というのは、その生徒の性格や学習状況、目標、生活環境などによって違いますよね。その他、フィットネスクラブや飲食店、美容院、住宅、自動車などもそうです。

ある人にとっての良し悪しの基準が、自分にも当てはまるとは限りません。

歯科医院だって同じなのです。

ですから、今、歯医者さんを探している方は、ご自分で歯科治療や歯医者さんに求めることを書き出して、それらに優先順位を付けていきましょう。

一般の患者さんが歯医者さんを探すときの「よくある条件」をいくつかピックアップしておきましたので、自分の見解も含めてそれも参考になさってください。

一般の患者さんが歯科医院を選ぶ際の主な理由と私の見解

◆ **家から近い？**

…… 通うのが面倒くさいという理由で治療を途中で止めてしまうのはマイナスしかありません。無理なく継続して通えるところを選びましょう。

◆ **施設がきれい？**

…… 院内が清潔で整理整頓されているのは当たり前です。ここがダメだと滅菌処理なども不安になります。

◆ **歯医者さんが同じ目線で立っている？**

…… 上から目線で偉そうにしている歯医者さんは敬遠したほうがいいでしょう。歯医者さんと患者は対等の関係で同じ目線で立っているほうがいいでしょう。

◆ **スタッフの人柄がいい？**

…… 歯医者は怖いところ、嫌なところという刷り込みがありますから、通いやすい環境をつくってくれるスタッフの存在は大事です。

◆ **小さな子どもを安心して連れていける？**

…… 常に親御さんやスタッフの目の届くところにキッズスペースがあり、お子さんにとって楽しく清潔な環境があれば安心できます。

◆ **痛くない？**

…… 痛みの感覚は個人差が大きいです。しかし、歯医者さんとのコミュニケーションによって痛みを軽減する方法はありますので、痛みを和らげる工夫をしているほうがいいですね。

◆ **最新の医療機器が揃っている？**

…… 高額な最新医療機器を揃えていることが、必ずしも患者さんのためになるわけではありません。大事なのはきちんと使いこなしていること。デメリットやリスクも患者さんに説明していることです。

◆ **待たされない？**

…… 時間は命。予約の意味がないほど、毎回治療終了時刻が読めないのでは困ります。予約通りにできるだけ始まる歯科医院を選びましょう。

◆ **腕が良いと評判？**

…… 正直に言って、一般の患者さんが技術力を評価するのは無理です。その歯医者さんが患者さん本位(主体)のコミュニケーションをしているかを見てください。

◆ **専門性が高い？**

…… 一人の歯医者さんが何においても高い知見と技量を持っているわけではありません。ホームページの記述を読むと、得意なところがわかります。

「患者さん本位（主体）のコミュニケーションがとれる歯医者さん」を選ぶ

ちなみに、私が考える「本当に良い歯医者さん」の条件を１つだけ挙げるとするなら、「患者さん本位（主体）のコミュニケーションをとれる人」ということになります。

患者さん本位（主体）のコミュニケーションができている歯医者さんは、その他の条件もクリアしていることが多いからです。

どんなに高い技術があって、最新の医療機器が揃っていても、患者さんがその治療方針に納得できていなければ意味がありません。

どんなに痛くなくて、どんなにやさしい歯医者さんでも、それは「そのときだけの良さ」でしかありません。

大事なのは、【患者さんの意向を尊重し、かつ、10年後、20年後のＱＯＬ（クオリティ・オブ・ライフ＝生活の質）を考えた治療やサポートができていること】

です。

ところが、実際にはそうなっていないことが多いですよね。

読者の皆さんも、過去の治療の中で、「歯医者さんに質問したかったけれどできなかった」とか「言いたかったけれど言えないことがあった」、あるいは「具体的には指摘できないけれど、何かモヤモヤとした不満があった」という方も多いはずです。

それは「医療は特別」、「医者や歯医者は偉い」という間違った意識が、医療関係者だけではなく、当の患者さんの側にもまだまだあるからでしょう。

患者さんは、もっと主体的に、自分の望む治療を選んでいくべきだと思います。

本書は、皆さんと一緒にそのことを考えていくための本です。

Q2

その歯科医院（歯医者さん）は継続して通いやすいですか？

A 歯科治療でもっとも良くないのは、治療を途中で止めてしまうことです。

歯科治療を受ける上で一番良くないのは、治療を途中で止めてしまうことです。良い歯医者さんとは、定期検診も含めて、この先、長いお付き合いになります。交通の便だけでなく、営業日、開業時間、そして、転職や引っ越しの可能性も考えて、できるだけ長く通い続けられる歯科医院を選んでください。

良い歯医者さんほど長い付き合いになるので通いやすいところを選ぶ

歯科医院を選ぶときの最初のポイントは「これから先も無理なく通い続けられるかどうか」ということです。

治療を途中で止めてしまうと、患者さんにはマイナスしかありません。

もともと歯医者に通うことが楽しみである人は少ないはずですから、

「遠くて時間がかかる」、

「(自分にとっては) 交通の便が悪い」

といったストレス (＝キャンセルにつながる理由や、何となく足が遠のいてしまう要素) は、治療を開始する前に取り除いておくことをおすすめします。

また、歯の治療は、「痛みがなくなった」、「被せ物をした」、「歯を抜いた」からといって、そこで終わりではありません。

予防の観点から言えば、むしろ、その後のケアのほうが大事です。歯や口腔内、そして全身の健康を維持するためには定期検診が欠かせません。

歯科医院には治療のためではなく、「予防と早期発見」のために通う——。このように考えると、自分にとって良い歯医者さんほど「長い付き合い」になることがわかるでしょう。

だからこそ、無理なく継続して通える歯科医院（歯医者さん）を選ぶことが最も大切なのです。

「通いやすい」には立地以外にもさまざまな要素がある

ところで、「通いやすい歯医者さん」を選ぶときに、「家から近いから」、「会社のそばだから」という理由だけで考えるのは間違いです。

たとえば、次のような要素も考慮しましょう。

①診療時間

診療時間があなたの生活パターンに合っていることが大事です。

夜の時間帯や休日のほうが無理なく通えるのなら、当院のように夕方で受付を終了したり休日休診の歯科医院などはおすすめしません。

②待機時間

予約を入れているのに、予約をした時間から毎回大きく遅れる歯科医院は困ります。余計な滞在時間が増えますし、その後の予定も入れにくくなります。

忙しい中で治療に通っている人ほど、お互いの時間を大切にする歯医者さんを選ぶべきでしょう。

当院の基準としては、予約時間の15分以内の診療室への誘導をできる限り心掛けていますし、もしお待たせした場合は心からお詫び申し上げています。

待たせて当然と考えている歯科医院は、これから先も対応が大きく変わることはないと思います。

③院内環境

小さなお子さんを安心して連れていける環境にあること、あるいは、待合室の雰囲気やスタッフの態度などの環境が心地よいことも大事です。
たとえば、キッズルームは常に親御さんやスタッフの目の届くところにあり、絵本や自然素材のおもちゃや知育おもちゃなど、お子さんにとって楽しく安全な環境があれば安心できます。

④ スタッフ

医療機関の場合、「先生は丁寧に診てくれるけれど、受付の人の態度がひどすぎる」という話はよく聞きます。受付は患者さんと歯科医院のファーストコンタクトになりますのでとても重要なポストになります。

特に歯医者さんの場合、多くの人は子どもの頃から「怖いところ。嫌なところ」と思っていますから、頼りたいスタッフの対応が悪いと余計に腹が立つのかもしれません。

逆に、電話対応が親切だったり、受付や診察室で笑顔の会話ができたりすると、患者さんの気持ちも違ってくると思います。

いずれにしても受付は歯科医院の顔です。特に電話対応の良し悪しは、その歯医者さんを判断する1つの指標になるといっていいでしょう。

⑤ 環境の変化を考慮した立地

歯科医院への通いやすさとは、そのときだけのことではありません。自分によって良い歯医者ほど長い付き合いになります。ですから、転職や転勤・県外への進学や就職・結婚の予定は当然ですが、それ以外にも在宅ワーク、車の売却、体調や年齢の変化などがある可能性も考慮しておきましょう。

少なくとも歯列矯正など一定の年月がかかる治療を受ける場合には、生活環境の変化も十分に考えて歯医者を選ぶべきでしょう。

Q3 ネットや知人の口コミは信用できますか？

A 口コミは、あまりあてにならない参考意見の1つと考えてください。

友人や知人の口コミは、その人の主観です。どこを評価するかは人それぞれ。歯医者さんの腕の良し悪しも、正直に言って一般の人には判定できません。あくまで参考程度にとどめておくべきでしょう。

ネットの口コミはさらにあてになりません。レビューのやらせも可能ですし、広告費を払えば高評価の口コミを付けてくれるサイトもあるからです。

友人や知人の口コミはあくまで参考程度に考える

すでに書いたように、何をもって「良い歯医者さん」とするかは、人によって違います。

友人や知人の口コミは、その人の主観であり、たとえるなら飲食店のレビューや映画の感想と同じです。全体的な評価はある程度わかるでしょうが、歯医者さんの腕の良し悪しは、一般の人には判定できない場合が多いです。

たとえば、「痛くなかった」という感想も、個人の感覚でしかありません。

一例を挙げましょう。

歯石には、歯ぐきの上の部分にある「縁上歯石《えんじょうしせき》」と、歯ぐきの中（つまり歯周ポケット）の中にある「縁下歯石《えんかしせき》」があります。

「歯石を取る」といっても、この2つの処置は難しさが違います。

もちろん面倒なのは縁下歯石の方です。これを除去する場合には、痛みを伴うことがあるので、歯科医院によって麻酔の使い方が変わります。

当院では表面麻酔のみで処置しますが、注射の麻酔をするところもあります。

あるいは、まったく何もしないところもあります。

どちらが良い悪いではなく、方針が違うだけです。

しかも、その方針は、患者さんからの要望で変わります。いつもは麻酔を使わない歯医者さんも、患者さんから「できるだけ痛くしないでほしい」と言われれば、そのときには麻酔を使うでしょう。

・同じ処置をしても、痛いと感じる人とそうではない人がいる
・似たような名前の処置でも、その痛さや難易度は違う
・患者さんの希望によって、処置の内容はその都度変わる

この状況から生まれる患者さんの反応は千差万別で、単純に歯医者さんの技術を評価できるものではないことがわかると思います。

ところが、歯石除去の知識がなく、こうした経緯を知らない人が口コミだけ聞けば、

「歯石を取っただけなのに痛かった。ひどいよ」

「俺はまったく痛くなかったよ。そこは下手なんじゃないのか？」

といった話にもなってしまうのです。

患者さんの誤解による悪評も多い

悪い口コミといえば、先日もこんな理不尽なクレームを受けました。

むし歯の治療を終えたある患者さんが、「あんたのところは詰め物をしてもすぐに外れる」というのです。

正直、体の力が抜ける思いでした。治療法を選ぶときに、それぞれの方法について後に起こりうる可能性をすべて説明した上で、それを選んだのはあなたですよね？——と言いたくなりました。

私はこんな説明をしたのです。

・この方は歯ぎしり・くいしばりがあって、詰め物をすると外れてしまう。だから何も詰め物をしないで、できるだけ段差をなくすようにして研磨だけという選択肢もある
・外れにくいものがよければ、金属で詰めるという選択肢もある

そうしたら患者さんが「絶対に（表面が）白いものがいい」と言ったので、「希望があればやりますが、その代わり取れる可能性が高いですよ」と確認したのに、「おまえのところは詰め物がすぐに取れる」といわれても、患者さんの習癖などに問題がある場合はこちら側はどうしようもありません。そのような誤解というか行き違いは、いくらでもあるのです。

医学的根拠となる正しい理由で説明しても、人によっては「言い訳」と捉える人もいます。

ネットの口コミはもっと信頼できない

医療機関に関するネットの口コミでいえば、Googleが一番信用できると言われています。しかし、ネットユーザーであれば誰でもケチは付けられます。Googleでもそうなのですから、他の紹介サイトについては推して知るべしです。幸いにして当院の口コミや評価はあまり悪くありませんが、私は基本的にネットの口コミは、リアルな口コミよりもさらにあてにならないと思っています。

それが本当のことなら、別にいいのです。こちらに悪いところがあれば反省して改善するだけ。むしろ、良い気づきになります。

しかし、ネットの口コミの中には、明らかな事実誤認や同業者による嫌がらせ、クレーマーによる作為的な「口撃」も混じっています。実際に、連絡なしでよくキャンセルする方からの急患での診察をお断りしたところ、「ネットに書いてやるからな！」と捨てゼリフを言われたこともありました。

その一方で、良いことが書かれるならいいのか、というと、また違うのです。

レビューに良いことが書いてあったとしても、それは「サクラ」によるやらせの可能性もあります。どの業界でも同じなのかもしれませんが、良い口コミはお金で買うこともできます。事実、サイトによっては、「いくら払ったら掲載してあげます」と連絡してくるところもあるほどなのです。

もちろん、ほめていただいているレビューの中には、本物の患者さんの声もたくさんあります。それは具体的な記述が多いので、実際に治療をした私が見ればわかります。

逆に、サクラのレビューは文章が短く、抽象的であることが多い印象です。そんな理由で、私は歯科医院の某紹介サイトへの掲載を断固拒否（掲載削除依頼）しているのですが、勝手に載せられてしまうこともあるので困ってしまうのです。

飲食店や映画であればレビューする人の数が多いので、ある程度は実態を反映しているのかもしれません。しかし、医療関係のレビューは良くも悪くも少数の書き込みによって評価が左右されてしまいます。

歯科医院選びのためにネットで調べる方は、こうした話も参考にしていただくとよいと思います。

それでもどうしてもクチコミを参考にするとしたら――？

口コミに対しての返信――特に「悪い口コミ」への返信に注目してみるとよいでしょう。

そこで「申し訳ございませんでした。次回からは良い評価をいただけるように頑張ります」などの当たり障りない、誰でも書けるような言葉を返しているだけなら、同業者としてはいささか残念な気がします（もっと言えば、口コミへの返信を業者任せにする医療機関もあるのです）。

一方、謝罪しつつも、自分たちの治療に対する想いを、さらには患者さんに勘違いしている部分があればそれもきちんと伝えている返信ならば、その医院（院長）は患者さんと向き合っている医院（院長）である可能性が高いといえるでしょう。

歯科医院選びのためにネットで調べる方は、こうした話も参考にしていただくとよいと思います。

Q4

できるだけ上手な歯医者さんにお願いしたいのですが……？

A 技術よりも、言動が患者さん本位（主体）かどうかに注目してください。

一般の患者さんでは歯科医師の技術力を判断することは難しい場合が多いです。それに、普通のむし歯治療ならば、平均的な技量を持っていれば問題ないと思います。

それよりも大事なのは、その歯医者さんが患者さん本位（主体）のコミュニケーションがとれる人であり、患者さんの利益のために行動できる人であるかどうか、です。

いくら技術が高くても、その患者さんが望む（自分で決める）治療になっていなければ意味がありません。

歯科医師の「腕」は一般の患者ではわからない

良い歯医者さんを探すときに、「できるだけ上手な人を」という基準を持っている人は多いでしょう。というより、ほとんど全員がそうかもしれませんね。

その際に参考にするのは知人からの紹介やネットの口コミだと思います。

しかし、これがあてにならないのは先述の通りです。

「あの先生は腕がいいよ」といった評価の根拠は、「銀歯が短時間で着けられた」とか、「痛くなかった」といった程度のものであることがほとんどです。

しかし、それらは歯科医師の持つ本当の技術レベルを伝えるものではありません。その歯医者さんの技術レベル（仕事の丁寧さ）は、その後に治療の跡を見た同業者でなければわからないと思います（同業者のレベルの違いでわからない場合もあります）。

たとえば、こんなケースがあります。

むし歯が深く進行しているときには、細菌に感染して生き返ることのなくなった歯の神経（歯髄《しずい》）を取り除き、歯の中をきれいに掃除して殺菌する治療を行います。

そこで多くの患者さんが思うのは、「神経を取ったのだから、ピタリと痛みがなくなるはずだ」ということです。

にもかかわらず、患部から違和感がすぐに消えなかったり、しばらく痛みが続いたりすると、「治療に失敗したのでは？」と心配になるわけです。

しかし、違うのです。

歯の神経を取り除けば「しみる」ことはなくなります。しかし、神経を取り除いたとしても「噛むと痛い」という症状が続く場合もあります。

それは「噛むと痛い」と感じる受容器は「神経」ではなく、「歯根膜腔《しこんまくくう》」という歯と骨の間にある部分が感じるのです。

だから神経を取り除いたとしても、「噛むと痛い」という症状が続く場合はあるのです。

もちろん、こうしたことは患者さんにはお伝えしますが、こちらの話を聞き流している方や、痛みに敏感な方、心配性の方などもいます。そうした方々は歯医者さんの治療にネガティブな評価をしがちですし、それを聞いた家族や知人は、その話を真に受けてしまうでしょう。

腕の良し悪しの話では、「痛かった」の他に、「詰め物や被せ物を何度もやり直した」というエピソードもよく聞きます。

詰め物は、歯科技工士が適合するものを上手くつくってくれて、歯医者さんが削るのが上手ければ、本当にすぐに入ります。

一方、なかなか入らない場合、その原因はさまざまです。

- 歯医者さんの削り方のエラー
- 歯型を取ったときのエラー
- 石こうという、模型をつくる材料を歯型に流すときのエラー
- 模型上で詰め物、被せ物を製作するときのエラー
- 歯にセットするときのエラー

このように治療は技工士も含めたチームで行っていきますから、単純に「歯医者さんが下手」という話ではないのです。

もちろん、中には本当に下手な歯医者さんもいますし、勉強不足で最新の治療法からは何年も遅れている先生がいるのも事実です。

しかし、ほとんどの歯科医師は、平均的な技術は持っています。むし歯の治療であればそれで十分ですし、仮に自分では手に負えないほど難しい処置があった場合には、大きな病院に紹介しますので問題はありません。

だから、ある程度長く開業している歯科医院であれば、通常の歯科治療の技術については必要以上に気にする必要はないでしょう。

「やり直し」を決断できる歯医者さんを信用してほしい

それよりも、患者さんにとって大事なことは、何か不都合なことがあったときに、その歯医者さんがどのように対処する人かどうかです。

トラブルが起こったときに誤魔化すことなく、患者さん本位（主体）のコミュニケーションが取れる歯科医師であることのほうが重要なのです。

たとえば、詰め物が上手く入らない場合、歯医者さんには2つの選択肢があります。

1つは、少しぐらい隙間があったり、削り方が下手で型が合わなかったりしていても、つくり直すのが嫌なので、患者さんには黙って強引に入れてしまうこと。

もう1つは、そのままセットすると二次的にむし歯になりやすくなることが想定されるので、患者さんに何と思われても、状況を説明してやり直しを決断することです。

その際は、こんなふうに話します。

「模型上ではこのようにピッタリなのですが、お口の中で合わせると、ほんの少しのすき間があって、二次的にむし歯になる可能性があります。申し訳ありませんが、再度、型を取って仮のふたをして次回にセットしていきます。どうもすみませんでした」と……。

患者さんがこうした説明を聞けば、当然ながら、「この歯医者さんは下手だな」

とか、「言い訳をしているな」と思うでしょう。

そこで、どちらの手段を選ぶかは、その歯医者さんの価値観というか倫理観によります。

私なら、詰め物がスパッと入らなければ、潔くやり直しを選びます。患者さんに不利益があるのに、「どうせわからないから……」と誤魔化す考え方が最も嫌いなのです。

詰め物を入れたときに「おかしいな」と感じたら……

歯医者さんの技術を正しく評価できず、また、口コミもあてにならないとしたら、患者さんは、どのように行動していけばいいのでしょうか。

先ほどのケースで、私から申し上げるとしたら、次のようなことです。

詰め物を入れたときに、「ちょっと（噛み合わせが）高いな」と感じたくらいなら削って調整し直すことは可能ですので、問題にするほどの話ではありません。

しかし、処置に時間がかかった上に「噛み合わせがおかしい」とか、「違和感が強い」と思ったときには、何か問題が起きている可能性が高いので（少しの隙間があるケースは自分でわからないかもしれませんが）、歯医者さんがどうするかを見てください。

そこで適当に誤魔化さず、患者さんに状況を伝えた上でもう1回やり直すと決めたとしたら、むしろその姿勢を評価してほしいのです。

「あの歯医者は型を何回もやり直す。下手だよ」ではなく、「自分の体面や評判よりも、患者を思って治療をしてくれているんだな」と。

もっとも、単に下手な歯医者さんやスタッフもいますから、こうした話をすべて美談のように思う必要はありません。

その歯医者さんをどう評価するかは、ご自身で総合的に判断してほしいと思います。

つまり、1回のミス（に見えること）で悪く決めつけるのではなく、日頃のコミュニケーションの中で、自分の疑問や不安に答えてくれるか、そして何かトラブルらしきことがあったときにどんな対応をしてくれるか——を見るのです。

世の中には完璧な人はいませんし、完璧な歯科医師もいません。大事なのは、歯科医師としての考え方と、そこに至る過程、そしてその後の対応に誠実さが感じられるかどうかです。

もっとも、それも日頃から歯医者さんとコミュニケーションをとっていかないとわかりません。挨拶と事務的なやり取りしか交わさないような関係では、なかなか判断がつかないでしょう。

だからこそ、世間話も含めてたくさんの会話をしながら、歯科治療を受けていただき多くの判断基準の１つにしてほしい、と思います。

Q5 結局、どうすれば良い治療が受けられますか？

A 価値観が合う歯医者さんを探してください。患者さんもまた歯医者さんから選ばれているのです。

良い歯医者さんを見抜くコツについては、次の第2章で取り上げます。それも参考にして、あなたにとっての良い歯医者さんを見つけてください。

ただし、歯の治療は歯医者さんと患者さんの共同作業です。良い治療を受けたければ、歯医者さんを一方的に評価するばかりでなく、患者さん自身の行動もまた評価されていることを忘れないでください。

患者さんもまた歯医者さんから選ばれている？

さて、ここまでに確認したことは、自分がどんな治療を受けたいのかを明確にし、患者さんの立場になったコミュニケーションができる歯医者さんを探すことが大事——ということでした。

良い歯医者さんを見抜くコツや、良い治療の受け方についてはこの後に解説していきますが、その前に、患者さんに1つ知っておいていただきたいことがあります。

それは、「患者さんもまた歯科医院から評価され、選ばれている」ということです。

ここで私が言っているのは、お金持ちかどうかというような話ではありません。その歯医者さんの価値観や方針とマッチしているかどうか、ということです。

私の場合で言えば、

- 約束（予約）と時間を大切にしてくれる人か
- できるだけ歯を削らない、抜かないという価値観に共感してくれる人か
- 「歯の大切さ」を理解してくれる人か

といったことになります。

たとえば、ドタキャンや遅刻を繰り返す患者さんがいます。

歯科医院は、その患者さんのために他の患者さんの予約を断り、材料を仕入れ、準備をし、万全の体制でお迎えしているわけです。大きな治療のときには、その患者さんのために2時間ほど診療時間を設けることもあります。

そこで突然のキャンセルや大きな遅刻を繰り返されると、その時間の収益がなくなるだけではなく、他の患者さんにもご迷惑をおかけすることになります。

もちろん、ご病気や、どうしても都合が悪くなってのキャンセルは仕方がありません。生きていればそういうこともあるでしょう。

しかし、何度もキャンセルや遅刻を繰り返す患者さんは、サッカーでいう「イエローカード」や「レッドカード」を出されても仕方がないと思っています。

私たちはプロフェッショナルですが、感情のある人間です。プロとして治療の手を抜くことはあり得ませんが、あまりに迷惑をかけられる場合には、その旨を警告した上で、その後の予約を制限させてもらっています。

それは当院だけではないでしょう。たいていの歯科医院では、患者さんのキャンセル率や遅刻率を把握しているはずです。

患者さんには「受診する」という『権利』はあります。しかし、それは「予約を守る」という『義務』を果たした上でのこと。最近では『義務』を果たさずに『権利』ばかりを主張する方が多いような気がします。それも他責の考えのように思えます。

自分の価値観に合った歯医者さんを見つけることが大事

とはいえ、私はこうした患者さんを一方的に非難しているわけではありません。そもそも先々の予定が組めないほど変則的なスケジュールで働いている人もいますし、ご自身やご家族の体調が安定しない人もいるでしょう。

あるいは、「キャンセルや遅刻ができないとなったら先々の予約なんてできない」とか「それも患者の権利だ。予約というのはあくまで予約であって、仕方がないときは仕方がないのだ」という価値観の人もいると思います。

もちろん、それもありです。ただし「権利」を主張するのは、あくまでも「義務」を果たした上でのことです。

そのような患者さんは、いつでも診てもらえる（基本的に患者さんは断らない）歯科医院に通えばいいのです。皮肉で言っているのではありません。

世の中には、ドタキャンや遅刻をそれほど気にしないタイプの歯医者さんもいます。「どのような方でも、一人でも多くの患者さんに来てもらいたい」という歯医者さんもいることでしょう。

ここに書いたことは、あくまで私の持つ価値観にすぎず、どちらが正しいとか、どちらがダメといった話ではないのです。

ただ、その価値観が合わない患者さんが私のところに通ったら、お互いにストレスを溜め込むことになります。

私は「時間は命と同じ」と考えています。同じ価値観を持つ患者さんであれば当院の方針は大歓迎でしょうし、逆に、違う価値観を持っている人や時間の読めない仕事をしている人にとっては、「面倒な歯医者だ」ということになります。

治療方針への共感がないとクレームになる

マッチングについて考えるために、もう1例を挙げましょう。

たとえば、当院では、口腔内の健康を守る予防を重視し、できるだけ歯を削らず、抜かない治療方針を採っています。

特に不可逆的な治療（一度始めてしまったら元には戻せない治療）については、こちらから積極的にすすめることはありません。

なぜなら、歯は削った瞬間から「抜歯」への道を突き進むことになるからです。詳しくは後述しますが、歯の治療は「治った」ということではありません。単に修復しただけにすぎず、その修復箇所はむし歯になりやすくなります。

だから日頃のセルフケアや、定期検診などのメンテナンスによってむし歯にならないことが大事であり、歯を削らずに済むならそれに越したことはないのです。

ホームページにもそのことは詳しく解説していますので、来院される患者さんはこうした方針に期待されているはず――と開院当初は考えていました。

ところが、現実には記事の中身をほとんど読んでいない患者さんもいらっしゃいます。

時には、「むし歯の治療に行ったのに何もして（削って）くれなかった」という、私からすれば見当外れのクレームもあるのです。

いずれにしても、歯医者さんと患者さんが同じ価値観を持ち、お互いにストレスなく長い付き合いができることが、良い治療を受けるための条件だと思います。

COLUMN

コラム

私が16時30分で受付を止める理由

歯の治療を仕事以上に優先する患者さんに来ていただきたい

私が院長を務める「ハートデンタルクリニック」は、夕方16時30分で診察受付を終了しています。

夜間はもちろん、日曜日も開業する歯科医院もある中でなぜ夕方に閉めてしまうのかと不思議に思う方もいらっしゃるようです。

その理由は、いわゆる会社帰りの方に来ていただくよりも、歯の治療のために会社を休む、あるいは、早退する価値観をお持ちの患者さんのお相手をしたいからです。

会社帰りの方によくありがちなのが、「抜けられない仕事の急用ができて……」と予約をキャンセルするパターンだと思います。

しかし、私としては、歯の治療こそ「抜けられない急用で一番大事なこと！」と考えていただきたいのです。それは、歯科医院の売上を考えてのことではありません。自分の人生にとって大事な歯の治療について、もっと重く考えてほしいのです。

当院のミッションは、「一生健康で豊かな生活（自分の歯でなんでもおいしく食事できること）を笑顔で送れるように、最大限のサポートをすること」――です。

そのためにできることを追求し、見える部分、見えない部分、細部に至るまで、こだわり抜いて歯科医院を運営してきました。

だから、来院される患者さんには自分の歯の健康、生活、人生について真剣に考え、かつ自分の意思による選択を大切にされる方であってほしいと思っています。

当院のスタッフにも家族や友人との生活を大切にしてほしい

夕方16時30分で診察受付を終了する理由はもう1つあります。

当院のスタッフは主婦が多いので、夕方は家族の夕食をつくる時間にあててほしいからです。

19時すぎまで働いて急いで帰宅したら、家族の夕飯が遅くなり、インスタントの食事が増えてしまうことも多くなるでしょうし、また、子どもさんと過ごす時間も減ってしまう。

独身のスタッフだとしても、19時、20時まで診療していたら、友人と予定を合わせにくいし、後はもう帰って寝るだけでしょう。それでは仕事だけの、味気ない毎日になってしまいます。

私は、患者さんのみならず、当院のスタッフたちにも、自分と家族の、健康で豊かな人生を大切にしてほしい。また、スタッフがそうであるからこそ、患者さんに対しても笑顔で接することができると思っています。

第2章

良い歯医者さんを見抜くコツ

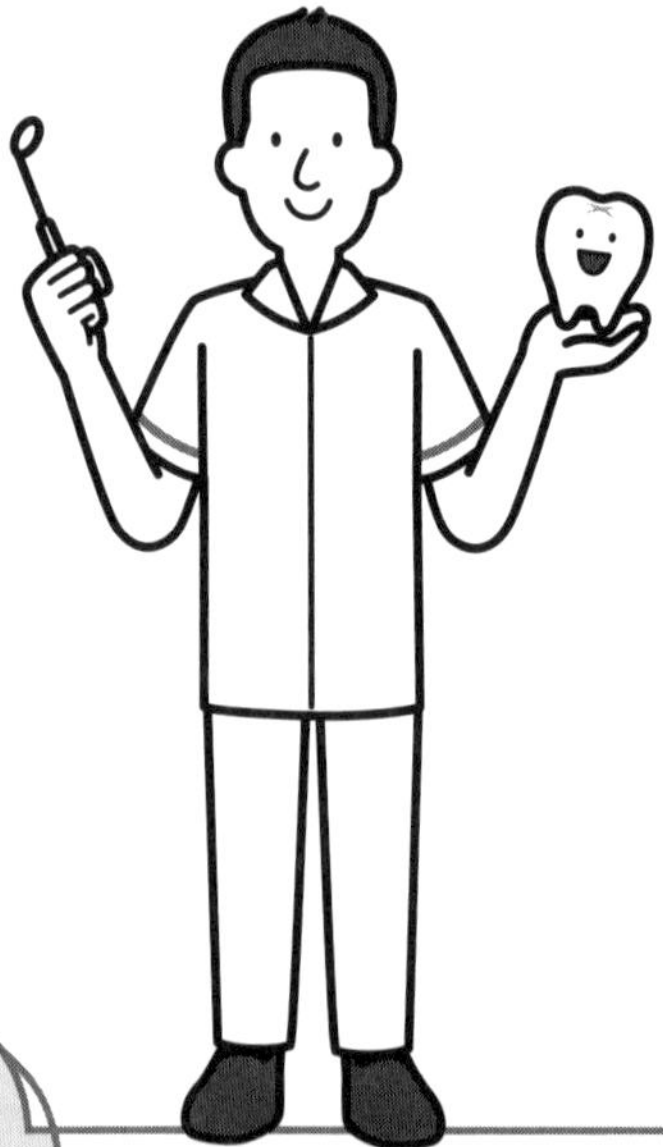

「もし葉先生が患者の立場だとしたら、歯医者さんのどこを見て評価しますか？」――。知人からこんな質問を受けることがあります。たしかに、同業者ならどこに着目するかは気になることでしょう。

そこで第２章では、歯科医師の目から、歯科医院選びの際のポイントとなる項目を挙げました。とはいえ、実際に治療に通うのは一般の患者さんですから、あくまで皆さんがご自分でチェックできるポイントを紹介しています。

これを参考に、デンタル・リテラシーを高め、ご自分とマッチした歯科医院を選んでください。

Q6

その歯科医院は清潔で整理整頓されていますか？

A 施設の新しさではなく、掃除や備品の整理整頓がなされているかに注目してください。

患者さんが見て、清潔感のない歯科医院は避けたほうがよいでしょう。判断の目安となるのは、院内の掃除が行き届いているか、また、備品などが整理整頓されているかどうかです。一事が万事。もしそこが雑然としているようなら、診察室内の衛生管理も期待できません。

なお、開業したばかりの歯科医院がきれいで清潔感があるのは当たり前。むしろ、「開業して10年以上過ぎてもその状態を維持できているか」を基準に判断するとよいでしょう。

掃除が行き届いているのは、患者さんの立場になって考えている証拠

治療器具などがきちんと滅菌処理されていない歯科医院は、医療機関として失格です。絶対に通うべきではありません。

しかしながら、一般の患者さんが診察室の中を見ても専門的なことはわからないと思います。

では、どのように判断すればいいのか。

難しく考える必要はありません。待合室やトイレ、受付などが、一般の患者さんの目から見ても掃除が行き届いておらず、清潔感がない歯科医院は避けたほうがよいでしょう。

その「基本中の基本」ができていないということは、診察室内の衛生管理も怪しいものであるからです。

もう1つ注目してほしいのは、院内の備品がきちんと整理整頓や配慮されているかどうかです。

①本や雑誌のラック
②靴箱のスリッパ
③書類などが置かれた棚の中
④デスクやワゴンの上
⑤キッズルームのおもちゃ
⑥待合室・診療室の観葉植物や生花
⑦トイレなどの水回り
⑧アロマオイルなどの歯科特有の匂いに対する配慮

これらが汚れていたり、雑然とした感じがあったりするようなら要注意です。

「一事が万事」とはよく言ったもので、それらの扱いがいい加減なのに、医療器具だけがきちんと管理されているとは思えません。

それに対して、掃除や整理整頓が行き届いている歯科医院は、そこを利用する患者さんの立場になってホスピタリティを考えているといえます。

当然のように、滅菌処理など衛生面の管理もしっかりしていることでしょう。

見えない部分の衛生管理が信頼を生む

以前、インターネットで、あるテーマパーク内にあるレストランの、開店前の厨房の写真を見たことがあります。「ピカピカ」という擬音が頭に浮かぶほど、調理器具は見事に整頓され、調理カウンターも開業直後のようなきれいさでした。

その施設は、地面にゴミが落ちていないことでも知られていますが、厨房のような、直接お客さまからは見えないところまで磨きあげているわけですね。

歯科医院でも、その価値観は参考になります。

ところで、衛生管理は「清潔」と「衛生」の2つに分かれるのをご存じですか。「清潔」とは、目に見える汚れやホコリがないこと。それに対して、「衛生」とは、目に見えない微生物がいないことです。

もちろん、どちらも大切ですが、お客さまの安全にとって圧倒的に大事なのは「衛生」の方です。

目に見える場所や、通常きれいな場所がきれいで清潔なのは当たり前。大切なのは、目に見えないところ、目に見えないものの「衛生」管理を徹底していくことです。

逆にいえば、それができているからこそ、そこを利用されるお客さま（患者さん）も、その施設から「安心」や「信頼」を感じとるのです。

開業10年が経過しても「きれい」なら信用できる

さて、ここまで読んできて、こう考えた人もいらっしゃるかもしれません。

「待合室などが雑然としているのは、スタッフの教育ができていない、あるいは、採用したスタッフが悪いだけではないか。治療とは直接関係ないのでは？」

実際、そう質問してきた人もいますが、まったく違います。院内で起きているすべての事象は、院長の考え方が反映されているといっていいのです。なぜなら、どんな歯科医院をつくり、どう運営していくかは、最終的に院長が決めているからです。

私は、「歯科医院は院長を映す鏡」だと考えています！

院長が、衛生管理とホスピタリティに関してしっかりした考えを持っていれば、どんなスタッフを採用したとしても、院内は清潔であり、整理整頓がなされます。たとえそのスタッフが辞めたとしても、物の置き場所は大きく変わりませんし、同じレベルの状態が維持されます。新人スタッフにはその旨を指導しますし、何度注意してもできなければ辞めてもらうぐらいの方針を持っているはずです。

ちなみに、開業したばかりの歯科医院が「きれい」なのは当たり前。むしろ、開業10年が経過しても「きれい」なら、その歯科医院は信用できると言っていいでしょう。

この条件は一見厳しいようですが、一流のレストランやホテルに置き換えて考えれば、それが当たり前であることがわかるはずです。

それらの施設では、フロアのあちこちにゴミが落ちていたり、トイレが汚れていたりするような状況を許しません。社長がお客さまの立場になって、すべてのサービスの質を決定し、管理しているからです。

サービス業と考えれば、歯科医院も同じです。掃除や整理整頓のレベルは、歯科治療や患者さんに対する院長の考えを推し量るための良い指標といえるでしょう。最終的には責任者である院長自らが最終チェックをして確認し、汚れていれば自らすすんで掃除すると思います。

院内が整理整頓されていない歯科医院に通えば、患者さんもそういう扱い方をされても仕方がないと考えてください。

Q7 その歯科医院は初診カウンセリングをしてくれますか？

A カウンセリングは当たり前。歯医者さんがその内容を把握しているかどうかが大事です。

患者さんが伝えたいことや一番やってほしいこと、不安なことすらもきちんと聞かずに治療をスタートする歯医者さんは、避けたほうがいいでしょう。初診のときにしっかりとカウンセリング（ヒアリング）をするのは今や当たり前です。

ただし、もっと大事なのは2回目以降の治療です。最初に伝えた内容がどれだけ歯医者さんに伝わっているか、実際の治療方針に反映されているかは、歯医者さんとの会話を通じて自分でも常に確認していきましょう。

初診のときにしっかりと時間をかけて話を聴くのは当たり前

良い治療とは、「技術が高い」という意味ではありません。技術は高くなければいけませんが、もっと大事なことは、その治療が患者さんの希望に沿ったものか、ということです。

どの患者さんも、治療に対する希望があり、不安があります。あるいは、どのようにしてほしくないのか、という意思は持っています。意思はあっても、言わずに我慢しているだけです。

ところが、それさえもまともに聞かず、簡単な問診票を記入してもらっただけで、いきなり自分の考え方だけで治療をスタートする歯医者さんもいます。

今や、初診のときにしっかりと時間をかけてカウンセリング（ヒアリング）をするのは当たり前の時代になっており、そこを省略する歯科医院はおすすめできません。

初回よりも大事なのは2回目治療時のコミュニケーション

初回のカウンセリングは大事です。しかし、私は2回目治療時のコミュニケーションのほうが、ある意味で重要だと考えています。

そこで歯医者さんがカウンセリングの内容をしっかりと憶えており、その患者さんのことを十分に理解していることがわかれば、患者さんも安心して治療を受けられると思うからです。

実際、私はカウンセリングでお聞きしたことと、初回の治療で行ったことなどをカルテにまとめており、2回目の治療でその内容を復唱しています。

「あなたが話された内容はこういうことでしたね。こういう理由で来院されて、こんな希望を出されています。前回治療を始めてみて、その後、具合はどうですか」

このように、初診から時間が経った後に、「あなたの言ったことは全部聞いていますよ」と話し、患者さんの意思や気持ちを再確認していくのです。

そうすることで、患者さんも歯医者さんを信頼し、コミュニケーションを取り、主体的に治療を受けるようになると私は考えています。

自分の希望が、歯医者さんにちゃんと伝わっているかを質問して確認する

その反対に、自分がスタッフに伝えたことを歯医者さんが知らなかったらどうでしょう？　もしくは、歯医者さんが前回までの話の内容を忘れている様子なら？

「一体何のためのカウンセリングだったのか？」となりますよね。

特に、過去の病歴や体質などに関することならば、重大なリスクにもなりかねません。患者さんは、初診時にカウンセリングを受けただけ（話をしただけ）で満足せず、その後も歯医者さんと積極的にコミュニケーションを取りましょう。

自分の状況や希望がきちんと歯医者さんに伝わっているか（憶えているか）を折に触れて確認しましょう。疑問点や不安なことはどんどん質問し、自分の希望を伝えてください。

仮に患者さんの要望などを頭ごなしに否定するようなら、その歯医者さんもおすすめしません。患者さんの要望のデメリットも伝えた上で、患者さんが納得しているならその方法でもいいと考えるからです。すべては患者さんの望む治療法をできるだけ選択することだと思います。

COLUMN

コラム

初診時に「今までの歯科治療で嫌だった体験」を尋ねる理由

初診のカウンセリングで私が患者さんにお聴きしていることの1つに、「今までの歯科治療での嫌だった体験」があります。

シンプルに考えて、その嫌だったことを私がしなければ、患者さんの安心感が高まると思うからです。

当院が実際に使用しているカウンセリングシートを本書にも掲載しておきますので、ご自分が歯医者さんに希望や状況を伝えるときの参考にしてください（＊WEBでご予約される方にも、初めて来院する方々にはWEB問診でご用意させていただいています）。

また、現役の歯医者さんがこれをお読みになっている場合は、そのまま使っていただいてもかまいません。

ところで、先ほどの「今までの歯科治療での嫌だった体験は？」の回答として圧倒的に多いものは何だと思いますか。

予想通り、「痛かった」――なのです。

痛くない治療を心がけても、むし歯の状態によってはどうしても痛みが出てしまう場合もあります。それは患者さんもわかっているでしょう。

にもかかわらず、患者さんが「痛いのが嫌だった」とわざわざ答えた背景をもう少し掘り下げてみると、私はこういうことだと考えています。

「ひどいむし歯の場合は、ある程度痛くても仕方がない。しかし、痛いと思っていなかった治療が予想以上に痛いと、余計に嫌な体験になる」と。

おそらく、患者さんが過去に受けた嫌な治療では、歯医者さんが「麻酔をしなくても大丈夫なくらい小さいむし歯だろう」と判断して処置したケースもあると思います。

麻酔をしなくて済むならしないほうがいいからです。

しかし、それは患者さんの希望ではないかもしれません。今からどんな処置をしてどのような状況になるか、そして、どのような選択肢があるのかを事前に説明して、患者さんの確認を取るべきでしょう。

そこで、私はそのようなケースでは、処置を始める前に次のように話していきます。

「むし歯は、麻酔するかしないかギリギリの大きさくらいですがどうされますか？　患者さんによっては、麻酔の針を刺す痛みのほうが嫌な方もいらっしゃいますし、削る痛みのほうが嫌な方もいらっしゃるので確認しています」

そこで、もし患者さんが迷われていたら、「そのまま削ってみて痛い場合は、麻酔しましょう」とご提案していきます。

これは麻酔の使用に限らず、どんな治療をするときでも同じです。

『痛み』への対応というのは、本当に難しいのです。痛みの閾値（どれくらいから痛いと感じるか？）も人それぞれ違いますし、痛みの程度をどう受け取るかも人それぞれ違うからです。

まずはあらかじめ説明をして、心の準備をしていただくだけでも安心できると考えています。

カルテNo.　　　　　　　　年　　月　　日　記入

7. 診察時の注意事項（妊娠の有［予定日］・無、アレルギーや服用薬 etc.について）はありますか？

［　　　　　　　　　　　　　　　　　　　　　　　　　　　　　　　　　　　］

8. 今まで受けた歯科治療で辛かったことや嫌だったことはありますか？

［　　　　　　　　　　　　　　　　　　　　　　　　　　　　　　　　　　　］

9. 通院時間帯や治療期間の希望（例：いつまでには必ず治療を終えたい！）、治療方法など、当院に伝えておきたいご希望はありますか？

10. 治療範囲についてのご希望はありますか？

□ 悪いところはすべて治したい　□ 相談して決めたい　□ 歯の掃除をしたい

□ 今痛みのあるところだけ治したい　□ 今回だけの応急処置

11. （1）治療で重視される順に数字を入れてください。

（　）装着する詰め物・かぶせもの・入れ歯などが、できるだけ長くもつこと（丈夫さ）

（　）治療した個所のむし歯・歯周病が再発する可能性をできるだけ低くすること（再発リスク）

（　）奇麗な歯ならびや白い自然の歯のように美しく見えること（美しさ）

（　）自分の歯のように、できるだけ違和感なく噛めること（噛む能力）

（　）金属アレルギーなどになりにくく、できるだけ身体にとって安全であること（安全性）

（2）下記より該当するものを一つお選びください。

□ とにかく治療にかかる費用が少ないことが最も重要である

□ 費用は少ないほうがいいが前問の項目も考慮にいれ治療の違いについて説明を受けた上で治療方法を検討したい

□ 費用にかかわらず、自分の状態にあった最善の治療を提案して欲しい

※今回治療するにあたって「ハートデンタルクリニック」を選ばれた理由を教えてください

［（　　　　　　）様のご紹介　　　　　　　　　　　　　　　　　　　　］

※次回診療の予算や最終診療までの総予算を聞いておきたい方はいつでもお申し出ください。

ご協力いただきまして誠にありがとうございました。これらをふまえた上で、お一人お一人にあった治療を進めていくよう努力致します。また、これらの情報を診療目的以外に使用することはございませんのでご安心下さい。

何かご不明な点などございましたら、院長はじめスタッフにお気軽にお尋ねください。できるだけ迅速に対応致します。

ハートデンタルクリニック初診カウンセリングシート

ふりがな
お名前　　　　　　　　　　　　様　　男・女
ご職業・学年　　　　　　　　　　年齢　　　歳
ご住所〒
お電話（自宅）　　　　　　　　（携帯）

※当院への来院は
□ はじめて
□ 前に来たことがある

1．どうなさいましたか？

□ むし歯の治療をしたい	□ 歯ぐきから血が出る	□ 冠（かぶせもの）を入れたい
□ 詰め物（被せ物）が取れた	□ 歯ぐきが腫れた	□ ブリッジを入れたい
□ 歯が欠けた	□ 歯ぐきが痛い	□ 入れ歯を入れたい
□ 温度でしみる（冷・温）	□ 歯が揺れ動く	□ インプラントを入れたい
□ 噛むと痛い	□ 口臭が気になる	□ 入れ歯を調整して欲しい
□ 何もしなくても歯が痛い	□ 歯の清掃（歯石除去）をして欲しい	□ 入れ歯を修理して欲しい
□ 顎が痛い	□ 顎から音がする	□ 噛み合わせが気になる
□ 歯ならびが気になる	□ 歯の色が気になる	□ 予防処置をしたい
□ 定期検診を受けたい	□ 詳しく検査して欲しい	□ フッ素塗布をしたい
□ その他（　　　）	□ 矯正相談したい（マウスピース矯正）	□ 矯正相談したい（ワイヤー矯正）

2.気になるところについて部位に印をつけ、わかる範囲でお答えください。

右　上	上　前	左　上
右　下	下　前	左　下

・どこが？
・どれくらい？
・どのように？
・どんなとき？　いつ頃から？
・今現在はどうなのか？
※最後の歯科受診はいつごろでしょうか？

3.その状況で一番「辛かった」「困った」というのはどんな時ですか？　それはなぜですか？
（　　　　　　　　　　　　　　　　）
4.そのときどう感じましたか？
（　　　　　　　　　　　　　　　　）
5.それはどのような状態になればいいと思いますか？
（　　　　　　　　　　　　　　　　）
6.理想の状態になるために今までどんなことをしてきましたか？　その結果はどうでしたか？
（　　　　　　　　　　　　　　　　）

Q8

その歯科医院は、ほぼ予約時間どおりに治療が始まりますか？

A 予約時間から毎回大きく遅れるようなら「予約」の意味がありません。

予約時間に行っても毎回かなり待たされるのなら、通う歯科医院を変えてもいいでしょう。

ただし、歯医者さんが悪いのは間違いありませんが、その一方で、「歯医者さんとはそんなもの」とあきらめている患者さんも良くないと思います。

時間は命と同じ。患者さんもそう思うならそれを大事にしてくれる歯科医院に通いましょう。

予約時間から毎回かなり待たされるなら、歯科医院を変えたほうがいい

歯医者さんに関する不満としてよく聞くのが、「予約をしているのにその時間に行ってみると全然診察が始まらない。ときには30分以上も待たされる」という声です。

「予約している意味がない。どうせ時間通りに始まらないんだから、絶対に間に合うように行こうという気持ちになれない」

たしかに、いつも時間通りに始まらないのなら「予約」ではないですし、これでは毎回遅刻してくる患者さんがいたとしても強くは言えないでしょう。

なぜ、毎回予約時間の通りに診察が始まらないかというと、歯医者さんがその日一日の流れを計算できていないからです。

そもそも予約時間は何のためにあるのか?

患者さんの時間を大切にするためですよね。

予約した時刻から毎回20分も30分もズレるようなら、歯科医院を変えたほうが

いいと思います。

というのも院長が一日の患者さんの流れを把握して、この方には何分かけるということもあらかじめ想定して治療に臨めばそんなに毎回ズレることもないからです。

ここまで徹底していれば、「完全予約制」を謳ってもいいと思います。しかし徹底できないのなら、予約を盾に患者さんに文句を言う権利もないと考えています。

私は毎朝1時間かけて、本日来る患者さんの一日分の診療内容を大まかに全員分PCのカルテに入力して、一日の治療内容の流れをイメージしています。

もちろん、前回の治療終了時にも次回の予定でどこの部位にどういう内容の治療をするので何分くらいかかるということを受付と共有しています。

もっとも、これも患者さんと歯科医院とのマッチング次第の側面があります。

ご自身も時間にルーズな患者さんは、時間通りに診療が始まらないことに比較的寛容でしょう。

それに対して、時間を大事にする患者さんは、時間通りに始まらないことが許せないでしょう。

歯科医院側も同じです。ほぼ予約時間通りに診察することに多大な努力を払っている歯科医院であれば、もちろん毎回遅刻してくる患者さんを見る目は厳しくなります。

どちらがいいかは、価値観によります。

なお、私の考えは後者です。

「Time is life（時間は命である）」

患者さんにとっては、もともとあまり行きたいと思っていない歯科医院なのですから、できるだけ長く滞在しなくても済むように、また、患者さんの貴重な時間を奪わないようにしなければいけないと思っています。

個人的な感覚では、予約時間からズレたとしても最大15分までと考えますし、それが何回もあるようならば、「問題ある歯科医院」と受け取られても仕方ないと思います。

Q9

その歯医者さんは、患者さんを「一人の人間」として見てくれていますか？

A 今日は何の治療をするか、その場で衛生士さんに確認しているようでは信頼できません。

長期の治療計画のすべてを患者さんに説明するのは難しいと思います。しかし、最低限という意味で、「次回の治療で何をして、どのくらいの時間がかかる」ということは伝えるべきでしょう。

そうしないと、患者さんもその後の予定が立てにくいし、その日の治療（麻酔など）に備えた体調管理や心構えもできないからです。

最低限、次回の治療内容とおおよその所要時間は伝えるべき

多くの歯医者さんは、その患者さんの治療計画をつくり、それに沿って治療していきます。

どの歯を、どのような順番で、どんな方針で治療するかという計画ですね。

そのすべてを毎回説明するのは無理ですが、ほとんどの歯医者さんは最低限、次回の予告はしているはずです。

「次はこのような処置をします。時間はこのくらいかかります。麻酔も使うので体調を整えてきてくださいね」といった説明です。

そして、その日の治療では、「今日は予定どおり◎◎をしていきますね。体調やお時間は大丈夫ですか？」という説明からスタートすることになります。

ところが、患者さんから見ると、行き当たりばったりとしか思えない言動をす

る歯医者さんもいるのです。

「今日は何をするんだっけ？」

その場で初めて衛生士さんに尋ねている歯医者さんや、中には患者さんに同じようなことを尋ねる人もいるといいます。

もし、それが本当ならば、きちんとした患者さんほど、自分の歯の治療を任せる気にはなれないでしょう。

自分から「今日は何をする予定でしたっけ？」と尋ねてもいい

プロフェッショナルの歯科医師であれば、毎日の治療前には時間をかけて、今日はどんな患者さんの予約が入っていて、この人にはどんな処置をするかというシミュレーションをしているはずです。

前述したように、予約をしているのに毎回大幅に開始時間がズレる歯医者さんは、おそらくその日一日の治療の流れがしっかり把握（コントロール）できていないのでしょう。だから、どんどん時間がズレていく（もちろんたまには急患が入ってズレる場合もあると思いますが……）。

もし今通っている歯医者さんが、その日の処置を初めて聞くように確認していたり、治療時間が毎回大きくズレていたりするようなら、念のため次の3つのことを確認してみてもいいでしょう。

①次回の治療内容の予告をきちんとしてくれるか（最低限歯科スタッフからでも）。

②治療前に、患者さんから「先生、今日はどんな治療をするんでしたっけ？」と尋ねたときに、スラスラと説明してくれるかどうか（カルテを見てもいい）。

③自分のことを「患者さん」という「モノ」ではなく、名前も感情もある一人の人間として把握してくれている様子があるか。

3つ目は確認するのが難しそうですが、簡単に言えば、自然に世間話ができる関係かどうかということです。

別の言い方をすると、歯医者さんが患者さんのお名前を憶えていたり、治療に関すること以外に患者さんのことを少しでも知っていたりする関係です。

患者さんにとって、歯医者さんは自分と一対一の関係です。しかし、歯医者さんにとってその患者さんは、その日だけでも数十人来る患者さんのうちの一人です。

それでも一人ひとりを把握しているのが医療の基本ですが、中には売上や患者数のアップばかりを気にして、患者さんを「モノ」として見ている（としか思えない）歯医者さんもいることでしょう。

治療を受けるときには、自分を「一人の人間」として見てくれる歯医者さんを選んでください。

Q10

その歯科医院は、対面以外に相談する手段がありますか？

A 患者さんには「言い足りないこと」「聞き足りないこと」があるものです。

患者さんが、自分で気になっていることや言いたいことを、忙しく働く歯医者さんに十分に伝えられているかといえば、決してそうではないでしょう。だから別の相談手段はあったほうがいいと思います。

コミュニケーションの手段が多様化している今、メールやＬＩＮＥなど、対面や電話以外の相談ルートを用意してくれているかどうかは、歯科医院を選ぶ際の判断材料になります。

歯医者さんへの相談ルートが複数あったほうが安心できる

患者さんが、治療に関して気になっていることや言いたいことを歯医者さんにすべて吐き出せているかというと、多くの場合、そうなってはいないと思います。治療中や治療の前後に歯医者さんが話しやすい雰囲気をつくってくれたとしても、他の患者さんが待っていることを思えば、心ある患者さんほど長々とは話せないものだからです。

また、スマホの時代に育った若い患者さんなどの中には、対面で話すよりもLINEなどのほうが質問しやすい人が多いかもしれません。

加えて、夜間や休日に治療した歯が痛み出したときなどに、携帯に直接電話するほどではないものの、歯医者さんに相談したくなる場合もあると思います（特に矯正治療中のトラブルは相談が必要なことも多いと思いますので、できるだけ迅速に対応しています）。

こういったことを考えれば、対面や電話以外のコミュニケーション手段を用意している歯科医院を選ぶのは理にかなっています。

一方、歯科医院側としては、これをやろうとすればかなりの負荷がかかりますが、「安心」、「信頼」、「コミュニケーション」などの大切さを謳っているのであれば、その手段を用意してしかるべきでしょう。

歯科医院にとって、そうしたコミュニケーション手段を持つということは、一人ひとりの患者さんがどう考えているかを知るためのよい機会にもなります。

どのような悩みがあるのか?

どのような不安があるのか?

歯科医院や歯医者さんをどう評価しているのか?

どこを改善してほしいと思っているのか?

患者さん本位（主体）の治療をめざしている歯科医院なら、それらを知るチャンスを逃すのはもったいないと考えるのではないでしょうか。

しかし残念ながら、今、一般的に歯科医院が使い始めているSNSのアカウントは、PRや告知、集客、予約などだけを目的としたものが大半です。

それがタイムリーな相談ツールとして本当に機能しているかは、よく確認していく必要があるでしょう。

COLUMN

コラム

LINE相談に自分で24時間以内に返答する理由

私自身も、LINEやGoogle ビジネスプロフィールでのメッセージによる質問や相談を随時受け付けています。

このLINEのアカウントは純粋な「相談窓口」であり、患者さんが治療中に聞けなかったことや、診察時間以外でのトラブルなどに対応しています。

LINEなどでの相談では、自分の中で決めているルールが5つあります。

・来院している患者さん以外の相談でも受け付けること

・すべて院長自身で返事をすること

・基本的には自分の携帯にも届くので24時間以内に返事をすること

急いで答えがほしくて相談してきているのですから、特別な事情もなく回答を先延ばしすることはありません。「忙しいのによく時間がありますね」と言われますが、それは優先順位の決め方の問題です。困っている人を安心させてあげることが、この相談窓口をつくった目的なのでまったく苦にはなりません！

・相談してきた人に対して批判的な内容（文句や説教的なこと）は書かないこと

自分の性格的な理由もありますが、患者さんは共感してほしくて相談していると思います。実際、過去の治療で嫌な思いをして、歯医者さんには行けなくなり、おそるおそるＬＩＮＥで相談してくれる患者さんもいます。そのような方が、ＬＩＮＥのやり取りで安心してくださって、来院されたこともありました。

・集客（集患）のためにやらないこと

これは質問や相談のためのコミュニケーション手段として設けたものです。結果的に、当院にいらっしゃったケースはありますが、集客（集患）を目的にするつもりはありません。

だから、患者さん以外の方がセカンドオピニオンの相談をしてきたときにも、自分の意見を書いて返答するだけで、基本的には現在かかりつけの歯科でご質問されることをまずはおすすめしています。

もっとも、私がこれを続けられるのは、ストレスが少ないからでしょう。診療時間は夕方で終わるので夜の時間は余裕がありますし、患者さんの考えや悩みを知り、困ったことにお答えするのが好きなだけなのです。

Q11

その歯医者さんは、次にどんな処置をするかをあらかじめ声に出して説明してくれますか？

A 事前の説明と承諾を得ながら治療を進めてくれる歯医者さんを選びましょう。

治療中の患者さんは常に不安です。タオルで目隠しをされながら、「痛かったら嫌だな」、「次は何をされるのかな」と心配しています。

そのときに、「次はこのような処置をしますよ。ちょっとだけチクっとしますよ」とか「金属を削るのでガリガリ音がしてちょっと響きますよ」などと、いちいち説明してくれる歯医者さんは、患者さん思いの良い歯医者さんです。

それだけでも、良い歯医者さんとそうでない歯医者さんを区別できる基準になると言っていいでしょう。

良い歯医者さんは、常に患者さんの不安を取り除こうとする

人間が不安を感じたり、怖く感じたりするシチュエーションの1つは、「そのことに関する情報や経験が少ない」ときです。

皆さんにも、日常生活の中で、思い当たる節がたくさんあると思います。

たとえば、外科手術を受けるときなどは、その際たるものでしょう。

全身麻酔をするとどうなるのか？　どれくらいのリスクがあるのか？　手術では何をするのか？　術後はどれくらい痛いのか？　順調に行ったらいつ頃に退院できるのか？　――と、怖くて仕方がないはずです。

しかし、毎日手術をしている外科医は、命を預かっているという責任感と怖さ

はあるものの、手術自体は当たり前の日常となっていると思います。「何をどうして次はこうなる」ということを知っているからです。

その怖さのレベルは違っても、歯科治療も同じことです。

歯科治療の場合は、基本的に麻酔をしたとしても局所麻酔であり、意識があります。かつ治療中はタオルで目隠しをされています。

治療用のイスに座っている患者さんは、その処置は痛いのか？　どれくらい痛いのか？　いつ痛くなるのか？　今は何をどうしているのか？　あとどのくらいこの苦しさが続くのか？――と内心ビクビクしています。

それなのに、歯医者さんの中には、これからどんな処置をして、どのような状況になるかを事前にきちんと説明しない人が多くいるのです。本人にとっては当たり前のことですし、いちいち説明するのは面倒だからでしょう。

それに対して、患者さん本位（主体）のコミュニケーションができる歯医者さんは、事前に何をするか、どのようなことが起こるかを説明し、患者さんの不安を取り除こうとします。

歯医者さんとのコミュニケーション次第で、恐怖と痛みが変わる

痛みの感覚も、むし歯の程度や術式の違いだけではなく、歯医者さんの心理的なフォローがあるかどうかでも変わってきます。

たとえば、麻酔を打つ前には普通、塗り薬の表面麻酔をするのですが、歯医者さんの中には、ただ黙って表面麻酔を塗り、注射をし……と処置を進めていく人がいます。すると、患者さんは何をされるのかわからないのでどんどん恐怖心が湧き、余計に痛く感じてしまいます。

それに対して、患者さん本位（主体）の歯医者さんはこのような説明をするものです。

「まず表面に塗り薬の麻酔をして、チクっとする痛みを和らげますね。今から針がチクっとしますよ」

このように、次に何が起こるのかを説明していくと、患者さんも少しは安心するというか、覚悟が決まって痛みに備えることができます。

これから起こることの説明が大事なのは、治療後においても同じです。

たとえば、治療後の注意に関する、歯医者さんの2つの説明を比べてみてください。

A「数日間は痛むと思います。そのときはこの薬を飲んでくださいね」

B「2、3日は、強く痛みのある人や『違和感があるな』程度の人まで含めて、6～7割の患者さんに何らかの症状が出ることが多いです。でもしばらくしたら落ち着くので安心してくださいい。具体的には、痛みのピークは48～72時間（2～3日）です。

2～3日過ぎるとだいぶ楽になり、1週間もすれば患者さんの95％は痛みが治まっていきます。

酷く痛むことがあるかもしれませんが、薬を飲めば大丈夫ですよ。痛み止めは早めに飲んでくださいね。強い痛みが出た後だと効きにくくなりますから。もし、不安なことがあったら、電話でもＬＩＮＥでもご連絡ください」

どうでしょうか。ちょっと比較が極端でしたが、Ｂの歯医者さんは、「いつ、何が、どれくらい、どうなるのか」という情報を提供しています。また、可能性が少なくとも、起こりうることについてはきちんと説明し、連絡先も伝えています。

これだけ説明してもらえば、患者さんも少しは安心できるでしょう。

このような情報が入ることによって不安感や恐怖感が薄れ、痛みの感じ方が変わってくる可能性があります。

処置の前に「承諾」を求めてくれる歯医者さんは信頼できる

もっと言えば、今から始める処置について、「今からこのような処置をしようと思うのですが、大丈夫ですか？」などと、患者さんに承諾を得なければいけないのですが、それを面倒くさがって行っていない歯医者さんは多いのです。

たとえば、その患者さんは当日の体調が悪く、負担が大きい処置は避けたいかもしれません。血圧が高い患者さんかもしれません。女性の場合は、妊娠されていて当日体調が悪いかもしれません。

こうした患者さんの意思や状態を確認するのは当たり前です。そうした基本的なことを怠っている歯医者さんは、同業者としてちょっと感心できません。

Q12

その歯医者さんは、選択肢をきちんと示し、じっくり考える時間をくれますか？

A

結論は急がずによく考え、相談してから返事をしましょう。

歯科治療には、不可逆的なものがあります。歯を削ったり、抜いたりしたら、もう元へは戻せません。何か大きめの処置を提案されたら、すぐに返事をするのは避けましょう。

良い歯医者さんなら、歯医者さんの側から適切なインフォームドコンセント（説明と同意の確認）を行い、選択肢と考える時間を十分に与えてくれるはずです。

治療方針に関する歯医者さんからの提案は、持ち帰って冷静に判断

以前、こんなことがありました。

ある初診の患者さんを診た際に、私は、「むし歯になりかけている歯があるのは確かだが、まだ削るほどのものではない（実際には酸蝕症《さんしょくしょう》）」と判断しました。

ところが、私の説明に納得がいかなかったのか、その患者さんはXという別の歯科医院に行きました。

すると、そこでは「むし歯が〇〇本（10本以上）ある」と指摘されたというのです。

衝撃を受けた患者さんは、私に対して電話で猛クレームを入れてきました。

「あんたのところは、むし歯も見つけられないのか！」

「いえ、うちは削らずに済む歯は削らない方針なのです」

「そんなの言い訳だ！」

こんな一方的な激しいやり取りがあった後、その患者さんはX歯科ですべてのむし歯の治療をセラミック（自由診療）でしたそうです。

ここでは私とX歯科のどちらが正しいかは書きません（歯科医師としての価値観が違うとだけ言っておきます）。

ただ、削るという結論の是非はともかく、私がX歯科の行為を問題だと思うのは、患者さんに対して「選択肢を公平に示し、それらについて考える十分な時間を与えなかった」ということです。

その患者さんは、もっと冷静になってセカンドオピニオンを求めるべきでした。おそらく、「削らずに済むなら削るべきではない」というアドバイスをもらえたことでしょう。

ここでなぜX歯科でのことがわかったかというと、その患者さんは今ではまた当院に通われているからです。「あの時先生のいうことを信じておけばよかった……」とその時の自分自身の選択を今でもずっと後悔されているそうです。

そもそも「処置をしない」という、歯科医院としては儲からない選択肢をすすめている歯科医師と、削ることありき（しかも必要のないセラミック治療）で話をしているX歯科とでは、どちらが良心的かわかりそうなものだと思うのですが……。

あなたも、自分が通っている歯医者さんの治療スタンスを判断したければ、処置を始める前に次のことを確認してください。

不可逆的な処置（歯を削る、抜歯する、＊インプラントや矯正治療を行うなども）の前には、次の5つのポイントを思い出されるといいでしょう。

＊インプラントとは、手術によって人工歯根をあごの骨に埋めて、その上に金属やセラミックスなどをかぶせる方法です。

①最初に自分の希望をしっかり聞いてくれているか（保険診療か自由診療か？　優先したい結果は何か？　機能の回復か、使用感か、耐久性か、審美性（見た目）か？　など）？

②その希望に沿った選択肢を公平に提示してくれているか？

③自分の診療方針での治療期間、方法、費用は「このような理由でこうなる」と説明してくれているか？

④その場で決めさせるようなことはしないか？　また、迷っている場合には決断できるまで待っていてくれるか？

⑤セカンドオピニオンを聞く（他の歯科医院などにも相談する）ことをすすめてくれるか？　あるいは、申し出たときに快く賛成してくれるか？

歯を削ったり、抜いたりといった不可逆的な治療は、本来、できるだけ避けたほうがいい。少なくとも、慎重に、他の選択肢も考慮しながら治療を進めるべきです。

にもかかわらず、積極的に処置しようとしたり、自由診療を（材質の違いだけの説明で）売り込もうとしたりする歯医者さんがいるのは、そのほうが利益になるからです。

あくまでも患者さん本位（主体）で考えるならば、その患者さんにとってその治療を選択することによってどのような未来が待っているのかで、判断するべきだと考えます。

そして、患者さんの立場では、メリットだけではなく、しっかりデメリットも伝えてくれているかどうかで判断してください。

簡単に言えば、「その日に削って型をとるので、保険診療でするか自由診療でするかを今決めてくれ！」と、説明した日に決断を迫るような歯医者さんは言語道断です！

私は自費診療（矯正治療を含めて）を機能的な問題がなく審美的な問題だけであれば、歯医者側からすすめることは一切ありません！　特に審美的な要素は自分はどうなりたいか？　が一番重要だからです！

患者さんがホームページなどをみて「このような治療を希望する」と相談して

くれれば、それにはこのような選択肢がありますよ！　と提案するというスタンスです。迷われているようであれば助言（アドバイス）はしますが、あくまでも決めるのは患者さんご自身です！

逆に言えば、歯科医師としての信念から、敢えて「儲からない」ほうの選択肢をすすめてくる歯医者さんは信頼できると考えていいと思います。

COLUMN

コラム

「質問するきっかけ」を敢えてつくっている理由

昭和の昔ほどではないにせよ、歯医者さんの中には「上から目線」で患者さんに接する人が少なくありません。

要するに、偉そうなのですね。実際には、まったく偉くないのですが……。あなたが治療を受けるなら、そのような歯医者さんは避けたほうがよいでしょう。話しかけにくいし、質問もしにくいのでは、自分が納得できる治療などできません。

もっとも、歯医者さんは対等に話しているつもりでも、日本では患者さんのほうが「先生」と呼び、歯医者さんを上に見てしまう傾向があります。

歯医者さん側には偉そうにするつもりはなくても、患者さんから見ればやはり「先生」です。その呼び方だけで自分より上に見てしまいがちですし、自分の言いたいことが言いにくい関係になりがちです。

そのいびつな関係をどう解消するかを考えて、私は治療中や待合室で患者さんと話すときは、できるだけイスから降りて片膝をつき、患者さんの横にしゃがむ形をとるようにしました。

私がイスに座ったままだと目線が患者さんよりも上になってしまい、まさに「上から目線」で話すことになってしまうからです。

そこで、言葉の表現としてではなく、物理的に自分の目線を患者さんの目線と合わせることにしたのです。

ただし、それだけでは患者さんは自分の言いたいことを伝えられません。

治療中は何かとせわしなくてじっくり話せる雰囲気ではありませんし、自分の治療が終われば次の患者さんが待っています。

よほど伝えたいことがない限り、患者さんも黙っていることが多いようです。

そのため私は、治療中にレントゲン写真などをお見せしてその説明をした後には、「何かご質問はありませんか？」とお聞きするようにしています。

また、治療がひと通り終わった後に、必ずこう話します。

「今日1日のことで何かご質問はありますか？」

それでも言葉が出てこなかったり、他の患者さんに遠慮したりして、「大丈夫です」と言ってしまう人もいますので、

「今すぐに質問が思い浮かばなかったら、LINEなど他の手段もありますので、後でそちらから連絡をくださってもいいですよ」

とフォローしています。そこまで誘い水となる行動をとってあげて初めて、患者さんは自分の言いたいことを歯医者さんに少しは伝えられるものだと考えています。

第3章

自分にとって良い治療を受ける

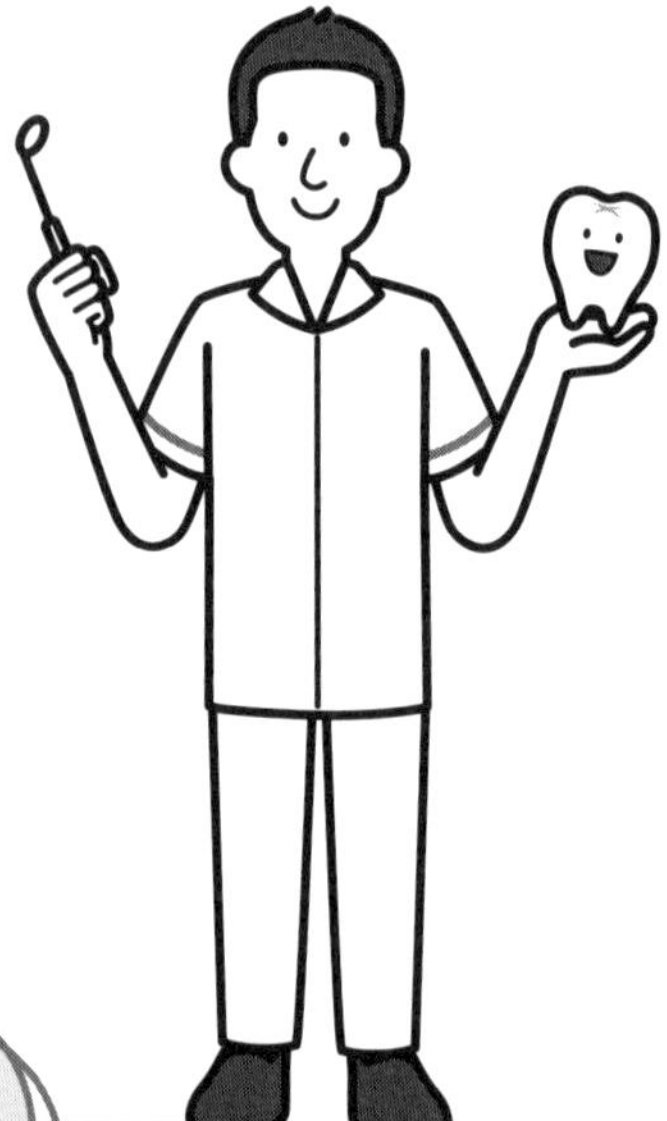

良い歯科治療を受けたければ、歯医者さんとのコミュニケーションをとりましょう。

私は、本書の中で歯医者さんにいろいろ質問することを推奨していますが、それは相手の瑕疵や欠点を見つけるのが第一目的ではありません。

「どの歯医者さんも歯科医師の倫理に基づいて一生懸命にやっている」という前提で、もっとコミュニケーションをとってほしいからです。

その上で、患者さんは治療の内容をきちんと理解し、自分の希望をしっかりと伝え、良い治療を受けられるようになっていただきたいと思っています。

Q13

あなたは、受けたい歯科治療について自分でも勉強していますか？

A 質問できるくらいの知識を自分が仕入れておけば、歯医者さんも短い時間で深い説明までできる！

治療を受ける前に、患者さんが自分の希望も明確にしておらず、予備知識がまったくなければ、治療に膨大な選択肢が生まれ、歯医者さんも説明に困ってしまいます。患者さんは、歯の基礎知識や自分自身が受ける治療内容について質問できるくらいには勉強しておくとよいでしょう。

歯医者さんの説明を受ける前に、ある程度自分でも予習しておく

本書の第2章では、「良い歯医者さんを見抜くコツ」を解説しました。ただし、患者さんも自分の大切な歯と健康を守ることについて、「他責」ではなく「自責」の念を持っていただきたいと思います。

そのための行動の1つが、たとえば勉強です。

歯科治療に関して専門的なことはわからなくても、自分の健康が大事であれば勉強はすべきです。実際、他の臓器が病気になったときには、インターネットで必死になって病名や治療法や手術のリスクなどを調べますよね。

歯も同じです。何度でも言いますが、歯も臓器の1つです。自分の健康や寿命や社会的評価に大きくかかわってくるものです。

受け身のスタンスで治療を任せていいものではありません。

①自分はその治療によってどのような未来（結果）を期待し、何を優先するのか？

②保険診療と自由診療はどう違うのか？　どちらにするのか？

③自分がこれから行う（受ける）治療にはどんな選択肢があり、どんなメリットとデメリットがあるのか？

少なくとも、こうしたことについて、「言葉だけは知っている」、「歯医者さんに質問はできる」というレベルでいいので調べておくとよいと思います。

治療用のイスで歯医者さんの説明を受けながら、いきなり「こうしましょう」とか「どうしますか？」と言われても、まごついてしまうからです。

その場になってから「どうしようか……？」と、一から考えるのではなく、その前から、「保険診療か自由診療か？」、「どんな未来（結果）になりたいのか？」、「予算との兼ね合いをどうするか？」といったことは、自分でもある程度イメージしておきましょう。

反対に、何も予習せず、歯医者さんがすべてを一から説明することになれば膨大な選択肢が生まれてしまいます。

そのため材質と値段の違いくらいしか説明しない歯医者さんもいるのですが、

患者さんにとってより大事なのは、「患者さんがどうなりたいのか。その治療を選ぶとどのような未来が予想されるのか？」です。

本来は、時間がない中でも歯医者さんがそれをきちんと説明すべきですが、患者さんの側も予習するようにしましょう。質問することで、必要のない説明は飛ばして、聞きたい部分の深い説明を聞けるようにもなります。

ほんの2例ですが、よくある選択肢を表にまとめておきましたので、参考にしてみてください。

詰め物や被せ物の種類

◎コンポジットレジン

……【メリット】　詰めるときに歯を削る量が少ない。

【デメリット】着色しやすい。柔らかいため摩耗することがある。

◎金銀パラジウム合金

……【メリット】　硬くて耐久性が高い。

【デメリット】年月が経ったときに、金属と歯の段差の部分がむし歯になりやすい。

◎金合金

……【メリット】　柔らかいため歯とのなじみが良い。段差もできにくい。

【デメリット】外見的に色が目立つ。値段が高い。

◎セラミック

……【メリット】　きれいで変色しない。

【デメリット】欠けやすいが、新材料の登場で改善されつつある。

保険診療と自由診療の違い

◎保険診療

……悪くなった歯を噛めるようにする、つまり、最低限の機能を回復させるための治療です。健康保険で決められた範囲内で行われ、患者さんの支払いは、本来の費用の１～３割の負担になります。

日本全国で料金は一律です。

【メリット】　値段が安い。

【デメリット】最低限の治療である。

◎自由診療

……健康な歯も含めて、見た目や噛む機能をより良くするための治療です。歯科医院が独自に決めた治療方法で行われ、患者さんが費用の全額を負担します。料金は歯科医院ごとにまったく異なります。たとえば、インプラント、矯正、審美、ホワイトニングなどは自由診療です。

【メリット】　見た目が良い、機能も高い。

【デメリット】費用が高い。

歯や治療方法について予習するなら歯科医院のホームページが最適

「勉強が必要と言われても、何をどう勉強していいかわからない」

そう思われた方におすすめなのは、治療を受ける歯科医院のホームページを読むことです。

良い歯科医院であれば、その歯医者さんの考え方や主な治療方法、そのメリットとデメリットなどがわかりやすい言葉でまとめられています。

その上で、他の医療系サイトを見たり、疑問や不安に思ったことは歯医者さんに直接質問したり相談したりすればいいと思います。

ホームページにそうした情報がなかったり、自分の質問に満足に答えてくれなかったり（答えられなかったり）したら……？

特に、後者の場合は、通う歯医者さんを変えたほうがいいでしょう。

Q14

あなたは歯科医院のホームページをよく読んでいますか?

A ホームページをよく読むと、得意領域と院長の価値観やこだわりがわかります。

その歯科医院のホームページを見て、自分が望む領域に関して、かなり力を入れて解説記事を載せているならば、「(その領域に) 自信あり」と受け取ってよいでしょう。

ただし、専門的な知見と実績があることと、あなたが納得できる治療ができることはまた違います。デンタル・リテラシーを高めて、「治療方針は自分で決める!」という自主性のある治療を受けるようにしてください。

話は変わりますが、ホームページに理想的なことばかり記載していて実態と違うケースが一番よくないと思いますので、選択肢からは、まず外しましょう（写真などでは清潔感あるが実際はあまり感じられないなど）。

ホームページで得意な領域はわかる。ただし、すべてお任せしますは×

ホームページというのは集客（集患）のための看板であり、自己紹介であり、患者さんへのメッセージです。

歯科医院は得意な領域について詳しく情報提供をし、その治療を目的とした患者さんに多く来院してほしいと思っています。逆に言えば、その歯科医院の専門性というか、強みはホームページを見ればある程度わかります。

解説記事の量もそうですが、どんな言葉よりもその歯科医院の実績である症例写真なども詳しく載せているところは、技術的に高いレベルにあると考えていいでしょう（患者さんの性別、年代、治療期間や費用など）。

その一方で、同業者のホームページの中には、私が読んでいて首を傾げざるを得ないケースもあります。

たとえば、ある術式の実績数や最新技術のすごさばかり喧伝していて、そのデメリットについてはほぼ言及がないホームページです。

いくら高い技術や知見を持っていたとしても、患者さんにとってのマイナス面もきちんと伝えられる人でないと私は信頼できません。さらにいえば、特定の治療法（たとえばインプラント治療など）の実績が極端に多いということは患者さんに他の選択肢を示さず、十分に検討していただく期間も用意していない可能性も疑ってしまいます。

実際、当院の患者さんでも、《過去に通っていた歯科医院では、選択肢をきちんと示してくれなかった。そういうものだと思って、すすめられるままに決めていた》といった趣旨のことを話す人は少なくありません。

ただし、患者さんにも反省すべき点はあります。相手が誰であろうと「すべてお任せします」という姿勢はダメなのです。

迷ったときには積極的に質問し、その場ですぐに返事をしないでセカンドオピニオンなどの情報を集めてください。

ホームページから院長の信念を感じなければ通院候補から外す

話を戻すと、歯科医院のホームページには、同業者が見て、何の信念も感じないものもあります。要するに、「とにかく誰でもいいので患者さん来てください」としか読めないものです。

たとえば、歯医者さんが一人しかいない歯科医院なのに、幅広い得意領域を載せ、オールマイティを謳っているケース——。

「何でもできる」は「何もできない」のと大差がありません。私の経験からも、すべてが得意という話は信用できません。

また、一般の患者さんがご覧になって、それこそ「安心安全な治療」とか「一人一人に合った治療」のような当たり障りのない文言しかなく、信念が感じられなければそこは自分の通院候補から外していいと思います。

その歯科医院が本当にダメということではなく、その患者さんの「このような治療を受けたい」という心には引っかからないと思うからです。このようなホームページでは選びようがありません。

それに対して、院長が得意領域に加えて自分の考えをしっかり打ち出しているページでは、その歯医者さんがどのような治療方針を持っていて、どんな患者さんに来て欲しいと思っているかがわかります。

その価値観に同意するところがあれば、マッチングの候補になり得ます。

もちろん、それも程度問題であって、クセが強すぎる歯医者さんや、対面のときと同じで「上から目線」が伝わってくる歯医者さんは避けたほうがいいでしょう。そうした歯医者さんの場合は、患者さんが主体性を持って治療しにくくなる可能性があるからです。

COLUMN

コラム

私が矯正・審美・予防治療に力を入れている理由

私はこの原稿を書いている2024年1月の時点で55歳です。むし歯は1本もありません。治療したからではなく、今までむし歯になったことも削ったこともないのです。(正確にいえば、ただ一度、大学の授業で、学生同士がお互いに歯を削るという臨床実習があり、そのときに健康な歯を1本だけ削った過去がありますが……)。

子どもの頃から歯を大切にしてきた理由は、まだ乳歯の頃に通っていた歯医者さんで感じた独特の薬品の匂いが大嫌いだったから。「二度と通いたくない」と思ったからです。

また、小学5年生のときに、鹿児島県の「むし歯予防ポスター」展で入賞したことも、良いきっかけになりました。

加えて、私の小学校では学校保健優良校のモデル校で毎週フッ素洗口をしていたのも大きな理由でしょう。実際、その後の調査で鹿児島県と新潟県のフッ素洗口をしていた子どもたちはその後もむし歯になりにくかったことがわかっています。

それはさておき、むし歯を一度も削ったことのない55歳というのは、歯科医師としても希少でしょう。そんな私だからこそ、むし歯や歯周病予防に積極的に取り組み、情報を発信していく義務があると思っているのです。

そのため、できるだけ近い機会に、予防の先進国であるフィンランドやスウェーデンの現状を直接この目で見たいと考えています。

その一方で、私は矯正・審美治療についても力を入れています。

理由は、私自身の歯並びが良くなく、前歯が上下反対の噛み合わせだったからです。そのため写真撮影では口を開けて笑うのが嫌でいつも不愛想な顔をしていたので、「怖い」という第一印象を持たれがちでした。

それで歯科医師になってから（勤務医時代も）は、同じ悩みを抱える患者さんのためになりたい！　と考えて開院と同時に矯正治療を取り扱うようになり、自分自身でも治療を始めました。おかげさまで、歯並びが良くなってからは、笑顔が増え、優しい印象と言われることが増えています。

審美治療を始めたのも、まだ歯科医師になって2年目くらい（勤務医時代）の頃に、妻の「正中離開（すきっ歯）」の矯正治療と、「矮《わい》小《しょう》歯《し》」の審美治療をしたのがきっかけでした。

その後、私の長女に対しても、前歯の「先天欠如歯」と「矮小歯」など難易度の高い矯正治療と審美治療をしました。それまでよりも笑顔の増えた身近な方々の姿を見ることで、私も幸せを実感し、歯科医師としてのモチベーションが非常に高くなったのを憶えています。

私は一般の歯科医師ですが、矯正では勤務医時代に出身校でもある鹿児島大学で「臨床研修登録医」として在籍し、さらにさまざまな矯正の先生方のコースも受講しました。また、審美治療についてもアメリカのハーバード大学やペンシルベニア大学で研修を積んでいます。

このように、私が一般的なむし歯や歯周病治療以外にも力を入れているのは、治療によって自分や家族のＱＯＬ（クオリティ・オブ・ライフ）を変えた経験をしているからです。そして、今でも学び続けているのは、学べば学ぶだけ「患者さんの人生の豊かさや幸せに貢献できる治療」が実現できるからです。

私以外にも、こうした個人的体験や熱い思いから歯科治療を行っている歯医者さんはたくさんいます。

皆さんも、ご自分が歯科治療を受ける歯科医院を選ぶ場合には、歯医者さんそれぞれの想いや価値観にも注目してみてください。

歯科医院のホームページなどをよく読みこんで、あなたの価値観や求める専門性に合う歯医者さんを見つけていただきたいと思います。

【追記】

２０２４年２月、私はアラブ首長国連邦のドバイで開催された国際歯科大会に参加してきました。「世界の歯科」に改めて目を向けてみると、視野がより広くなり、たくさんの新しい可能性が見えてくるのを感じました。

その一方で、

「自分がどのような歯科医院にしたいのか？」

「どのような患者さんに来院していただきたいのか？」

「どのようなスタッフと一緒に働きたいのか？」

「どのような働き方を理想とするのか？」

「どのような未来の院長像を描くのか？」


こういったビジョンを、今まで以上に明確にしていくことが重要だと感じています。

Q15

あなたは、歯医者さんに積極的に話しかけていますか？

A 実は、いろいろ聞いてほしい歯医者さんもいます。疑問点は質問してみましょう。

あなたはこれまで歯医者さんとどれだけの時間、まともな会話をしてきましたか？「治療の説明以外、ほとんど話したことがない」という人は、その説明自体が一方的に受け身のものになっていて、実は大事なことが話せていないかもしれません。

どんなことでもいいので話しかけてみましょう。会話をしてみましょう。

歯医者さんとまともに話したことのない患者さんが多すぎる

患者さんとお話ししていて驚くのは、多くの方が「歯医者さんとまともに会話をしたことがない」とおっしゃることです。

では、誰と話しているのかというと、受付や衛生士さんなどのスタッフなのです。多くの歯医者さんは、最低限の事務的なやり取りしかしていないようです。そのようにコミュニケーションが不足しているから、患者さんの不安や不満も大きくなりやすいのです。

読者の皆さんも、ここで改めて思い返してみてください。

あなたは、これまで歯医者さんとどれだけ話してきましたか。また、次のどの段階まで話せる関係になっていましたか。

レベル１　事務的なやり取り、意思確認など
レベル２　治療などに関する十分な質問や疑問、それに対する説明

レベル3　歯科治療とはまったく無関係の世間話

世間話ができるようになっていれば、「上級者」といえるでしょう。

なぜなら、世間話ができるならば、当然、治療に関する質問も気軽にできるはずだからです（ただし、肝心な歯の治療のことを質問しなければ意味がありませんが……）。

私などは話し好きですから、患者さんたちがいろいろ話しかけてきますよ。

「あのお花は何という名前ですか？」

「このスリッパはどこで買ったんですか？」

皆さんは、私が院内に飾る1つ1つの備品やインテリアにこだわって、すべて自分でプロデュースしているのをご存じなので、話をふってくださるのです。

また、患者さんとの会話のきっかけになればいいと考えて、ホームページの中で私の性格や考え方のほか、幼少時代からのプロフィール、妻と娘たちのこと、趣味の話、海外ボランティア活動でのエピソードを、紹介させてもらっています。

一方で、院長紹介のページに「◎◎学会所属」「◎◎論文発表」といったことだけを書き連ねているケースもあります。もちろん、専門性を見るならば必要な情報ではありますが、それは患者さんが本当に興味を持つトピックでしょうか？それだけで、どのような院長先生かが伝わるのでしょうか？　甚だ疑問です。

話を元に戻すと、とにかく皆さんは歯医者さんに積極的に話しかけてみてください。歯医者さんの価値観や人柄などがわかり、豊かなコミュニケーションがとれるようになるかもしれません。

ただし、歯医者さんの中には、治療中は集中しているので話しかけてほしくないという人もいます。そもそも非社交的でシャイな人もいるでしょう。

そこも患者さんと歯医者さんのマッチングです。

歯医者さんを選ぶ際に、「世間話ができる人かできない人か」で決めるのもアリです（患者さんの質問に答えない歯医者さんはそもそもダメですが）。

逆に、「歯医者さんとは余計な話をしたくない」という場合も、その患者さんの価値観ですから尊重します。その場合も主体的に治療を受けるために必要な会話はするようにしましょう。

Q16

とにかく痛いのが嫌いです。できるだけ痛くない治療を受けたいのですが……

A 歯医者さんと良いコミュニケーションを取れば、治療法や痛みへの恐怖感が変わってきます。

「痛い」、「痛くない」というのは完全に主観であり、痛みに対する耐性にも個人差があります。そこは仕方ない面があります。

ただし、歯医者さんとしっかりコミュニケーションを取り、自分の要望を伝えていくことで痛みがより少ない処置を選んでもらえますし、必要以上の恐怖感や不安感を持たずに済む可能性があります。痛みをコントロールするためにも、自分にとって良い歯医者さんを選ぶことは大きな意味があるのです。

痛みの少ない治療を受けたいことを歯医者さんに伝える

どの歯医者さんも、できれば患者さんにとって痛くない処置をしようとしているはずです。

ただし、痛みの問題は完全に個人の感覚ですので、仮に同じ程度の刺激（痛み）であっても、「心配するほどじゃなかった。大丈夫だった」という人もいれば、「なんでこんなに痛いんだ？」と思う人もいます。

また、痛みはむし歯の進行具合によっても違います。神経治療のレベルになれば、治療後にもしばらく痛みが続くことがあります。

それについてはどうしようもないのですが、患者さん本位（主体）のコミュニケーションができる歯医者さんの治療を受け、また、自分も積極的に希望を伝えることで解決できる部分もあります。

たとえば、先ほど例に出した縁下歯石の除去もそうです。

「できるだけ痛くない治療を選んでください」と伝えることで、麻酔の使い方が変わってきます。麻酔を使うか使わないかの判断が微妙な治療において積極的に使ってくれるでしょう。

皆さんも痛いのが嫌ならば、歯医者さんから麻酔の提案がなくても自分の希望をきちんと伝えていってください。麻酔に限らず、ほかにどのような方法があるのか、わからないことはどんどん質問していきましょう。

そもそも自分が受けたくない治療であればきっぱり断ってもいいと思います(ただし受けないことによるデメリットも充分聞いて考慮した上で、ですが……)。

そこで質問を嫌がる歯医者なら通院先を変えるべきですし、良い歯医者さんならば患者さんの納得のないままに処置を急ぐことはありません。その場では時間がなくても、別の手段を使ってきちんと説明して同意を求めてから治療を進めるでしょう。

これは、患者さんのためだけに申し上げているのではありません。歯医者さんとしても、患者さんの希望がわかったほうがやりやすいのです。

痛いのが嫌ならば、むし歯にならないようにすることのほうが大事

もっと言えば、痛いのが嫌ならむし歯や歯周病にならないように予防していきましょう。

定期検診と口腔内衛生に関する指導をきちんとしてくれる歯科医院を探して、メンテナンスを欠かさないようにしてください。

歯医者さんに行きたくないのは痛いから。行っても痛くないのならば、行きたくない気持ちもなくなるはず。気心の知れた歯医者さんやスタッフと定期的に話をすることで、むしろ楽しい場所になるかもしれません。

このように、歯科治療に対するご自分の認識を、「治療から予防へ」、「怖いものから楽しいものへ」と変えていくことも忘れないでください。

なお、定期検診の大切さについては第4章でも記しています。

COLUMN

コラム

デンタル・リテラシーを身に付けることの大切さ

以前、ある患者さんから、こんなご質問をいただいたことがありました。

「ここでは入れ歯をつくるのはいくらなの?」

保険内での入れ歯を想定して、私が「3割負担で約〇〇円です(上下で約5千円~2万円くらい)とお答えしたところ、その方は、

「そんなに安いのでは、たいしたものはできないんでしょう?」

とおっしゃいました。疑わしそうに、というか、あきらめたような感じです。

なぜ、このような表現をされたのか気になりつつ話を続けていると、徐々に事情が呑み込めてきました。

その患者さんによると、以前お住まいの地域の某歯科医院では、最初から「インプラントありき」の流れで話が進み、その金額は100万円近くだと言われたそうなのです。

ただ、あごの骨の状態を診て人工歯根を埋め込むことが無理とわかり、結局、金属床義歯（粘膜に触れる部分を薄い貴金属で製作する自費の入れ歯）を50～60万円で製作したとのことでした。

おそらく金額の高い治療からすすめられた結果、それに決めたのでしょう。

今回、私のところに相談のあった「入れ歯のつくり替え」は、その金属床義歯が落ちやすいことが理由でした。

私はそこで、「まず保険内で製作してみて、ダメならば保険外の入れ歯の製作もお考えになってみてはいかがですか？」とご提案さしあげました。

その結果、患者さんは保険内でつくった入れ歯で大満足されたのです。

この話を皆さんにご紹介したのは、特定の歯医者さんを批判するためではなく、皆さんにデンタル・リテラシーを高めていただきたいからです。

より良い治療を受ける（無用な不利益を被らない）ためのポイントを、次のようにまとめておきますので、ぜひ参考にしてください。

・積極的に何か特定のことだけを処置しようとしたり、売り込もうとしたりする歯科医師は警戒する
・こちらの希望を踏まえた上で複数の選択肢をきちんと示してくれないときは、自分から他の選択肢について質問する
・デメリットについての説明を詳しく求める
・その場で決めさせようとしたら、その日は返事を保留する
・迷ったら、セカンドオピニオンを受ける
・それでも迷って決められない場合は、できるだけ身体的、経済的に負担の少ない方法から試す

その歯医者さんにどれほどの実績があっても、歯医者さんの言うことを受け身で聞き、すべてを任せてしまうのは感心できません。それで後悔することになっ

ても、ある意味で自己責任ともいえます。

自己責任というと、冷たく突き放したように感じる人や、歯科医師として責任を逃れているように思う人がいるかもしれませんね。

でも、そこは敢えて厳しく申し上げているのです。なぜなら、もし悪い歯医者がいたとしたら、悪いのはもちろん治療する側ですが、被害を受けるのは患者さんです。本書でも何度も書いているように、不可逆的な治療をした後では、歯を元に戻すことはできません。

だからこそ、最終的に自分を守るのは、あなた自身であることを忘れないでいただきたいのです。

Q17

あなたはセカンドオピニオンを受けていますか？

A 「セカンドオピニオンを受けたい」と申し出て嫌な顔をされたら、別の歯医者さんに変えましょう。

処置に対して少しでも不安があったり、別の選択肢がないか知りたいと思うならば、セカンドオピニオンを受けましょう。

そこで嫌な顔をする歯医者さんは、ハッキリ言ってダメです。自分の判断に自信を持つことと、自分が絶対的に正しいと思うかは別の話です。逆に、自分の見立てを他の歯医者さんに報告されたくないと思う人は信頼できません。

「判断を下すのは自分自身である」というスタンスを忘れない

前述のように、歯科治療には一度始めてしまったらもう後戻りができない処置があります。

歯を削る、抜歯する、インプラントを行う、矯正するといったことですが、これらを歯医者さんから提案されたときには、よく考えずにその場で返事をしてはいけません。

その提案が医学的に考えて、あるいは患者さんの個人的な事情から見て妥当なものだとしても、その場で決めるような話ではありません。じっくり考える時間を持つべきです。

歯医者さんからの提案に対して少しでも不安や疑念、拒否したい気持ちがあるのなら、セカンドオピニオンを受けるようにしましょう。

「他の歯医者さんの意見も聞いてみたい」とセカンドオピニオンを受けること

を申し出たときに、その歯医者さんが嫌な顔をしたら、別のところで治療したほうがいいでしょう。

自分の判断に自信がある歯医者さんなら、そして、患者さん本位(主体)のコミュニケーションができる歯医者さんならば、「どうぞ、どうぞ」とすすめるはずです。「じっくり考えて、うちの方針でいいと思ったら戻ってきてくださいね」と。

なお、自分に自信があるのと、自分が絶対に正しいと思うことはまったく別の話です。

私の話をすれば、患者さんにはセカンドオピニオンをすすめた上で、「ハートデンタルクリニックではこう言われたと名前を出してもいいですよ」と言っています。自分の治療方針に信念があるからですが、しかし、決めるのはあくまで患者さんです。

皆さんも、【判断を下すのは自分自身である】ということをしっかり意識し、わからないことは積極的に質問し、大きな処置ほどセカンドオピニオンも受けるようにしましょう。

これは余談ですが、「セカンドオピニオン先の歯科医院の信頼度をどう判断するか」を気にする人もいるかもしれませんね。

もし二人の歯医者さんが正反対のことを言っていて、あなたがどちらの話を信じるべきかわからない場合は、もう一人の歯医者さんに聞くしかないでしょう。

私からこの点についてアドバイスをするとしたら、以前に治療をした歯科医院の批判ばかりをする歯医者さんは、どうかと思います。

患者さんの気持ちに寄り添って共感することはもちろん大切ですが、今までの医院の経緯を知らずに、患者さんの話だけ聞いて判断することはよくないのです。

また、一見親身に思えるかもしれませんが、患者さんの不安な気持ちを煽るだけでしかないことを平然とする歯医者さんも「治療を任せるに足る人物かどうか」という観点から、選択肢から外すべきかもしれません。

「先生にすべてお任せします」という関係は、良い話でもなんでもない

ちなみに、私はこのような言葉が嫌いです。

「先生にすべてお任せします」

これは一見すると、歯医者さんである私を信用してくださっている素敵な言葉に思えます。しかし、そう言われても困ります。

本書をここまでお読みになられた皆さんは、その理由はもうおわかりですよね。

患者さんは､自分の大切な歯の治療を行うのですから､そのメリットやデメリットなどをきちんと確認してから、自分で決めるべきだからです。

もし、治療を始めてから、大きな不満を感じたとしても手遅れなのです。

それに、考えてみてください。

もしあなたが胃や腸や肝臓が悪くて病院に通っているとしたら、いろいろな治

療方法や手術のリスクなどを必死に調べて、ドクターに質問すると思います。もしくは、その手術の名医と言われる人を近隣地域から探すでしょう。

一方、お医者さんも、「少しでも不安があったらこの治療方法（手術）は止めてもいいですよ」とか「ご家族とも相談して、よく考えてみてください」といったことを話すはずです。

歯の治療であっても、「いきなり削られた」、「その処置しかないような言い方で誘導された」といったことがあってはいけないのです。

患者さんは、自分でも調べ、希望を伝え、疑問点があったら歯医者さんに確かめてください。自分の歯と健康とこれからの大切な日々の生活のクオリティにかかわる話なのですから。

Q18

あなたは、最新機器が揃っていることを過大評価していませんか？

A 大事なのは機器が適切に使われていることです。歯医者さんの考え方を尋ねてみましょう。

最新の高額機器が揃っていることと、それらが患者さんのために本当に役立っているかどうかは別の話です。一般の歯科医院では、必要ではなかったり、使いこなせていなかったりする場合も多いのです。

その機器を購入してどのように活用しているのか、あるいは、なぜ購入しないのかを尋ねてみると、その歯医者さんの価値観がわかって興味深いと思います。

最新機器があることと、それが患者さんのためになるかは別の話

歯医者さん選びの際に、患者さんが気になることの1つに「最新の医療機器が揃っていること」がよくあります。

当院でも、よくそういったお問い合わせをいただきます。

多くの患者さんは、最新の医療機器のある歯科医院のほうが、技術が高く、良い治療を受けられると思うのでしょう。

しかし、一般の歯科医院の場合、最新の高額機器を持っていることが患者さんのためになっているとは言えないところがあります。

たとえば、「歯科用ＣＴ」や「ＣＡＤ／ＣＡＭ」、「マイクロスコープ」などは、新しく開業する歯科医院ならば揃えていることが多い高額な機器です。そのための投資も大変です。

でも、本当に揃える必要があったのか？　本当に使いこなせているのか？　と

問われて、答えに窮する歯医者さんも多いと思います。

「みんなが揃えているから……」と耳を疑うようなことを話す歯医者さんがいるかもしれませんが、これでは、その先生がどのような医院にしたいと思っているのかが見えてきませんよね。

ちなみに、当院では、前に挙げた機器は使っていません。

理由はハッキリしています。

たとえば、歯科用ＣＴ（歯の周囲を立体的に見ることができる）を導入しないのは、当院ではインプラントを行っていないからです（これにも明確な理由があります）。絶対に歯科用ＣＴを使用しなければならないような場面が少ないのです。

仮に、ＣＴ撮影の必要な患者さんがいた場合は、大きな病院に紹介して、より専門的な歯医者さんに診ていただいています。そのほうが患者さんのためにもなりますし、患者さんのご希望があれば、もちろんその後のフォローもしています。

逆に、使うべき場面がほぼないのに高額な機器を購入してしまったらどうなるか？　経営面から考えると、買ったものを使わないというわけにはいきません。

極端に言えば、特に必要もない場合でも使うケースを作らないといけないことが出てくることでしょう。

そうなると患者さんは余計な医療費を払うことになり、逆に不利益を被ることになってしまいます。

機器自体はお金を出しさえすれば買えるのです。しかし、「その分のお金は、当院の患者さんのためになる別の用途に使ったほうがいい」と私は考えています。

また、「CAD／CAM」（院内で詰め物を制作できる）については、以前、興味があって購入したものの、今は使っていないどころか破棄しました。

導入しない理由やデメリットを尋ねてみる

このように、「購入したけれど使わなくなってホコリを被っているもの」は、どこの歯科医院でもあるはずです。診察室に入ったときに、そうした使わなくなった機器を探してみると、いろいろ見つかるかもしれません（笑）。

というわけで、最新機器が揃っていることが患者さんにとって大きなメリットになるかは、ケースバイケースです。

もしあなたが最新機器の導入の有無に興味があるのなら、「○○という機器は導入していますか?」と尋ねても、あまり意味がありません。

それよりも聞き方の角度を変えて、次のような質問をしてみてはどうでしょうか。その歯医者さんの考えや知識がわかって興味深いと思います。

導入している場合は、

①「なぜその機器を導入したのですか?」

②「その機器はどのように活用しているんですか?(どんな使い方をしているんですか?)」

③「その機器のデメリットを教えてください」

導入していない場合は、その理由をたずねてみてください。

その歯医者さんに信念があって、敢えて導入しないと決めている場合は、理路整然とその理由を説明してくれるはずです。

私も、聞かれれば具体的にお答えしています。

たとえば、歯科用ＣＴを購入しないのはインプラントをやらないからです。

では、なぜインプラントをやらないのかといえば、インプラントをする高額な費用とその後のリスク（寝たきりになった場合の口腔ケア）などを考えると、その前にできる（患者さんへの身体的・経済的負担が少ない）ことがあると考えているからです。具体的には、ブリッジや部分入れ歯です。

これらの治療はまさに、ある意味可逆的な治療だと考えています。もちろん年齢的に若い場合には、その後の人生を考慮し、インプラントが第一選択になる場合もあると考えています。

これらの治療法がすべての患者さんにとってのベストとは考えていませんので、それぞれの治療法でのメリット・デメリットを天秤にかけた上で、自分にとってのベストな治療法を見つけることが一番大切になります。

また、「CAD／CAM」に関しては、人材配置の問題がありました。スタッフが少ない一人の先生だけの歯科医院では、その機器を使うための人材を採用するなり、教育するなりしなければいけないのです。

当院の場合は、私が機器を操作しなければならないことで多くの時間を取られ（もちろん機械がつくってはくれますが、最低限の設計にはドクターの診断が必要！）、他の業務をこなせなくなってしまいました。

たしかに、詰め物を院内ですぐにつくれれば、急ぎの患者さんに対応することができます。それはメリットですが、その代わりに、私が操作に時間をとられるため、他の患者さんを治療する時間が少なくなってしまうだけではなく、それ以外でも多くの時間を取られたりすることが自分には合っていませんでした（現在は他の口腔内スキャナーだけは取り入れています）。

そうしたこと（メリット・デメリット）を勘案すると、詰め物や被せ物の製作は外注すれば事足りるという結論になりました。

もし、使わない理由を尋ねても、このように明確に答えられないようならば（理由は違っていていい）、その歯医者さんは機器の導入に関してのみならず、歯科治療全般に対しても信念がない可能性が高いでしょう。

一方で、実際に導入している場合には、②と③の質問にどのように回答してくれるかで、その歯医者さんの知見の広さや深さ、そして、誠実さもわかります。最新機器を導入し、自慢するだけなら、お金さえあれば誰でもできます。しかし、そうした機器のデメリットなどについてもわかりやすく説明できないのはダメです。それは、どんな商売でも同じですよね。

患者さんも、最新機器の性能やメリットに注目するだけではなく、それがどのように有効に使われているのか、なぜ使わないのか（使わなくなったのか）にも注目して、歯科医院の中を眺めてみてください。

Q19

「歯医者さんは儲け主義」という偏見を持ってはいませんか？

A 「自分のために提案してくれている」と発想を変えると、見える景色が変わります。

「歯医者さんは儲け主義だ」という話は誤解です。たしかに多くの患者さんに通っていただけるようになれば、普通の会社員よりも収入が多いのは事実です。しかし、そのことと「儲け主義」とは話が違います。中には儲け主義の人もいるでしょうが、それはどの商売でも同じ。こちらが何をどう提案をしても「どうせ儲けるためだろう？」と考えるのは短絡的すぎます。

歯医者さんを「上」にも「下」にも見ず、自分の歯と健康を一緒に守っていくパートナーとして見て（捉えて）いただくと、見える景色（捉え方）が変わってくると思います。

偏見や先入観によって大事なことを見落とさないために

「儲けるために、これをすすめているんでしょ？　だから、一気にやれば終わる治療をずっと引き延ばしているんでしょう？」

私が歯科医師をしていて残念に思う瞬間は、外野から（私の患者さんではありませんよ）、こうした声が聞こえてくるときです。

歯医者というだけで儲け主義だと決めつけているのです。

その一方で、歯医者さんには厳しい患者さんたちも、お医者さんにはあまり文句を言わないと感じるのは、私の気のせいでしょうか。歯科医師のように、正しいことをしているのに「金儲けだろ」みたいなことを、お医者さんは言われません。そこも理不尽だと感じます。

しかも、外科以外のお医者さんの主な仕事は診断ですが、歯医者さんは診断はもちろん治療もすべて自分自身でしなければならないのに、です。

すでに書いたように、神経の治療では何回も通っていただく必要がありますが、それは儲けるためではありません。

ここで誤解を解いておくと、そもそもこの治療は高い技術と手間が必要である一方で、日本の保険制度での診療報酬は低く、何回かに分けたからといって「儲かる」ようなものではないのです。ただ単に治癒のためにはある程度の期間や回数が必要なのです。

「治療費が高い」という話も、保険診療と自由診療の区別（目的）をよく理解されていないケースがあると感じます。

保険診療とは、「噛む」という最低限の機能を回復するために行う治療であり、このときの患者さんの負担は全国一律です。どこの歯医者さんに行っても変わりません（ちなみに国民皆保険制度のない欧米では、気軽に通えないほど高額な治療費となります）。

使用感や耐久性や見た目において、もっと良いものを求める場合は自由診療になりますが、これは患者さんの希望（どうなりたいか？）と予算によって相談していくものです。決して無理強いをするものではありません。

そもそもの話として、国民皆保険制度のおかげで、保険診療の自己負担は1～3割だけなので、自由診療の手出しの10割負担が高い！　と感じるのも無理ないのかもしれません。

自分の歯と健康を守るためのパートナーとして考えていただきたい

「よくわからないので先生にお任せします」という受け身のスタンスはダメですが、その反対に、「儲けるためにこれを自分にすすめているんだな」などと、色眼鏡で見ていると大事なことを見落とします。

そうではなくて、「この人は自分のためを思って話してくれている」という目で歯医者さんを見たときに、これまでとはまったく違う景色が見えてくると思います。

その上で、おかしいところは「おかしい」、ダメなところは「ダメ」——と判断できるデンタル・リテラシーを高めていってください。

歯医者さんを「上」に見る必要はありませんが、自分の歯と健康を一緒に守っていくパートナーとして見ていただければと思います。

そのパートナーとしてふさわしくないと判断したときには、遠慮なく変えていけばいいのです。大事な自分の歯と人生がかかっていることなのですから。

COLUMN

コラム

歯医者さんはつらいよ！

「歯医者は儲け主義だ」と「儲け主義の歯医者もいる」は違います。また、「儲かっている」と「不当な手段で儲けている」もまったく違います。

どの業界でもそうですが、売上優先の商売をする会社（事業）もあれば、「三方よし（売り手、買い手、世の中）」の真面目な商売をしている人もいます。

そんなことは、大人はわかっているはずなのに、こと歯医者さんに関していえば、不当に悪く言われることが多いと感じるのは、いささか被害妄想気味でしょうか。

そうした残念な誤解が生まれているのは、前項でも書いたように、患者さん側が歯科治療について知識がないことと、歯科医師側の説明が足りないことが大きな原因でしょう。

そこで、よくある治療に関する誤解をもう少し解いておきたいと思います。

×むし歯を治療したのにその後も痛みがあるのはヤブ医者だからだ
◎患者さんのQOL（クオリティ・オブ・ライフ）のために、できるだけ神経を残して治療した結果である

「むし歯を治したのに、なぜその後に痛みが出るの？　下手なんじゃないのか？」と不満げに話す人がよくいます。

誰でも痛いのは嫌なので、その気持ちはわかります。でも、歯医者さんのせいにするのは、ちょっと待ってください。

深いむし歯の治療には2つの選択肢があります。

1つは、神経を取ってしまう方法。

もう1つは、なるべく神経を残す方法。

前者の場合は、簡単です。取れば痛くなくなります。ただし、前述したように、神経を取っても「歯根《しこん》膜腔《まくくう》」という歯と骨の間にある部分が痛く感じる場合もあります。むし歯がしみることはありませんが、噛むと痛くなることがあるのです。だから、その痛みは歯医者さんの腕のせいではありません。

さて、問題は後者です。

神経を残して治療した場合、当然ながら後から痛みが出る可能性はあります。むし歯の部分が残っているのではなく、神経の近くまで歯を削るからです。では、なぜ歯医者さんがそうするかといえば、そのほうが歯の寿命が長くなるからです。患者さんの将来のＱＯＬが変わってくるので、後で「痛いじゃないか」と言われることも覚悟して、神経を残すという難しい方法を選んでいるのです。ただ、そのことを患者さんに説明したとしても、患者さんは真剣に聞いていないことも多く、すぐに忘れてしまいます。

神経を取ったほうが簡単で、保険点数も高く（つまり報酬が多い）、痛くないので患者さんからの評判も良くなります。

一方、頑張って神経を残した歯医者さんは、「下手」と言われ、理不尽なクレームを受けるのです。

どちらが良心的で、患者さんにとって良い選択をしているのかを患者さんにわかってほしい歯医者さんは、日本全国にたくさんいることでしょう。


×詰め物・被せ物が外れるのは下手だからだ！
◎その多くは歯ぎしりや食いしばりが強いことが原因である

また、「詰め物・被せ物が外れます！」とか「しみる歯に薬を塗ってもらっていますが全然良くなりません！」といったクレームもあります。

しかし、その多くは歯ぎしり・くいしばりが強い患者さんの場合、ご本人の噛み合わせに起因する部分が大きいのです。

そうした患者さんの場合、私たちは「今できる範囲での調整になるのでまた外れやすいと思います」とお伝えした上で最善の努力をしています。

これは言い訳ではなくて、どうしようもできないことであるのはご理解いただきたいと思います。

× 歯石を取り終えたと言ったのにまだ通院させようとする。儲け主義だ
◎ 保険制度では、歯石を取り終えて治癒したという検査結果が必要

先ほど縁上歯石の治療の話をお伝えしましたが、これを取り終えたときに、次の予約の話をすると、「取り終えたと言ったのになぜ通院が必要なんですか？」とクレーム気味に質問してくる患者さんがいます。

これも、疑問に思う気持ちはわかるのです。治療は終わっているのですから。

しかし、保険診療というのは疾病に対する処置なので、「治癒した」という検査結果がその後に必要なのです。

ただ、多くの歯医者さんはそこを端折っているだけで、本当のルールとしては、2回目の検査をしないとダメで、しなければ「なぜ2回目の検査がないのですか？患者さんにちゃんと伝えていますか？」と健康保険側から指摘を受けます。

私の場合は3カ月後に2回目の検査をするなど、いろいろ工夫はしていますが、患者さんに、「2回目の検査を受けないことが何回か続くといつか保険で歯石を

取れなくなってしまう可能性がありますよ」と説明すると、「そんなことを言うのはお前のところが初めてだ」と怒る人もいるのです。

ちゃんとした歯科治療をしようと思えば思うほど、あるいは、保険制度のルールに沿ってやっていこうとすればするほど患者さんから文句を言われるのだから、もうやるせない思いです。

日頃から患者さんと信頼関係を築くことが大事であることは間違いありませんが、それでも、ちょっとした誤解によるミスコミュニケーションが起こると信頼は簡単に壊れてしまいます。

ここで私がどうこう言っても解決するのは難しい問題ですが、本書の読者の皆さんには、多くの歯医者さんたちの思いを理解していただければと思います。

第4章

自分の人生を大事にする

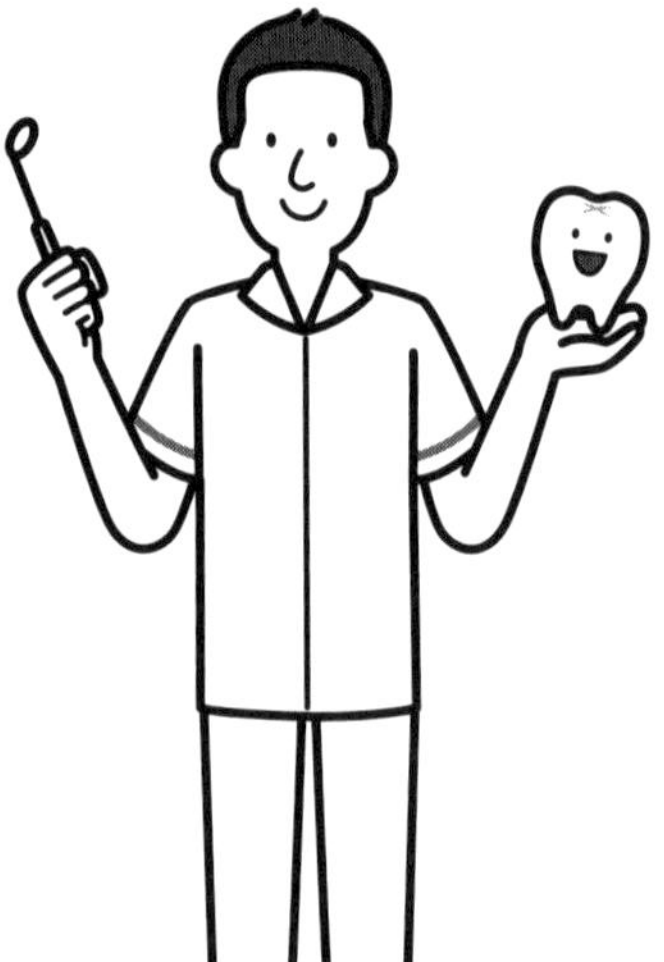

歯を大事にすることは、人生を大事にすることです。

なぜなら、歯周病は全身の健康状態に悪い影響を与えます。残った歯の本数で寿命さえも変わるとされています。

それだけではありません。欧米では歯（の見栄え）が悪いと、どれだけお金を稼いでいても社会的な評価が下がってしまうのです。

これからの歯科治療は、むし歯治療よりも予防（必要があれば矯正や審美）です。

歯医者さんは「痛くて怖いところ」から「楽しく未来を考えるところ」へ――。

皆さんも歯科治療に関する認識を変えていきましょう。

Q20

定期検診が必要な理由を本当に理解していますか？

A むし歯は修復しただけであり、歯周病はセルフケアだけで防ぐのは難しいのです。

むし歯は、治療したからもう大丈夫ということではありません。なぜなら、治療した歯は治っているのではなく、修復しただけだからです。詰め物や被せ物をした箇所は、その後にむし歯になりやすくなるので、その後のケアが今まで以上に大切になります。

また歯周病の予防は、歯磨きや口内殺菌剤などのセルフケアだけでは難しい。治療を一旦終えた後も、定期検診やクリーニングは続けていく必要があります。

治療したむし歯は「治っている」わけではない

多くの患者さんは、次のように認識しているようです。

「むし歯は治療したから治った。だからもう歯医者には通わなくていい」

「自由診療で高価な良い材質を使ったからむし歯にならないのでずっと大丈夫」

これらは大きな誤解です。

むし歯の治療とは、単に修復しただけであり、歯は一度削った瞬間に将来の抜歯に向かって突き進んでいきます。後戻りはできません。

また、自由診療で高価な良い材質を使ったとしても、その後にセルフケアを怠ったり、定期検診とクリーニングを止めたりすれば、やはりむし歯は再発します。

大事なのは、むしろ「その後のケア」です。

ところで、皆さんは治療した歯がむし歯になりやすい理由をご存じでしょうか。

原因は、主に3つあります。

1つ目は、そもそも、そこは、むし歯になりやすい場所だからです。歯の形状や位置によって、磨き残しが多いところだからこそ、その歯がむし歯になったわけです。ということは、その後も、リスクが高いことには変わりありません。

2つ目は、詰め物の形がとても複雑だからです。

詰め物は複雑な形状になりやすいので、完全に隙間をなくすことは非常に困難です。また、金属は時が経ってもそのままの形状を保ちますが、周りの歯は違います。歯ぎしりなどで摩耗するなどして形が変わっていきますから、その段差や隙間がむし歯になるのです。

3つ目は、接着剤が少しずつ溶けていくからです。

接着剤が少しずつ溶けだして、そこに隙間ができます。

これらは歯医者さんには常識ですが、一般の患者さんは理解していません。

歯周病の予防はセルフケアだけでは難しい

むし歯がなくても定期検診が大事なのは、歯周病の予防にもなるからです。

ある患者さんのケースを紹介しましょう。

「歯肉が腫れて出血する」と来院された患者さんがいました。

診察したところ、歯肉炎が見られたので、歯石を取る治療とブラッシングの練習を行いました。

ところが、その患者さんは、その後の定期検診には一度も来院されませんでした。むし歯がなかったからです。

再来院されたのは、4年半後です。案の定、歯周病が進行していましたので、歯周病の治療と、もう一度ブラッシングの練習を行いました。

そこで定期検診の重要性をしっかり理解していただいたのがよかったのです。歯を抜くような事態は避けられました。

その後も3ヵ月ごとに歯周病の定期検診を行い、それから優に10年以上が過ぎていますが、その患者さんの歯肉は良好な健康状態が続いています。

この患者さんのように、むし歯がなくても定期的に歯医者さんに行くことは、歯周病の予防の意味でとても重要です。

「むし歯でなければそれでいい」と考えている患者さんは驚くほど多くいらっしゃいます。むし歯と歯周病は歯医者さんの二大疾患ではありますが、原因菌なども含めて、まったく違う疾患です。

歯周病は早ければ20代くらいから始まりますが、症状がないので、気づかないうちにどんどん進行していきます。奥歯からなくなっていくことが多いのです。

「あれ、私、むし歯じゃないのになんで歯がなくなっていくんだろう?」

そう思ったときには、時すでに遅し——なのです。

Q21 「歯」の大切さについて、どれだけ真剣に考えていますか？

A 歯科治療や歯医者さんへの誤解は、「歯の大切さ」の認識不足から始まっていると思います。

歯科治療や歯医者さんへの不満の多くは、歯医者さんのコミュニケーションに問題があります。患者さんへの説明が足りなかったり、心理的なケアができていなかったり、といったことです。

その一方で、患者さん側にも課題があります。それは本書で繰り返してきたように主体的に治療を受けていくことであり、「歯の大切さ」について、もっともっと真剣に認識していくことです。

国民皆保険制度のない諸外国では定期検診の意識が高い

多くの患者さんは、「歯の大切さ」を理解していません。セルフケアや定期検診によるメンテナンスの重要性、そして、歯を失うことの怖さをまだまだ理解していないと思います。

日本人の歯のケアに対する意識の低さは、データにも表れています。

たとえば、ライオン株式会社が2014年に発表した【日本・アメリカ・スウェーデン3カ国のオーラルケア意識調査 Vol.1】では、次の結果になっています。

・予防歯科への理解

アメリカ・スウェーデン……約6割

日本……約2割

・予防歯科の実践
アメリカ・スウェーデン……約7割
日本……約26％
・歯科医院での定期健診受診回数
アメリカ……直近1年間に「2回」受けている人が最多（34・9％）
スウェーデン……直近1年間に「1回」受けている人が最多（57・1％）
日本……「受けていない」が最多（57・5％）

直近１年間の歯科医での健診受診回数（ＳＡ）

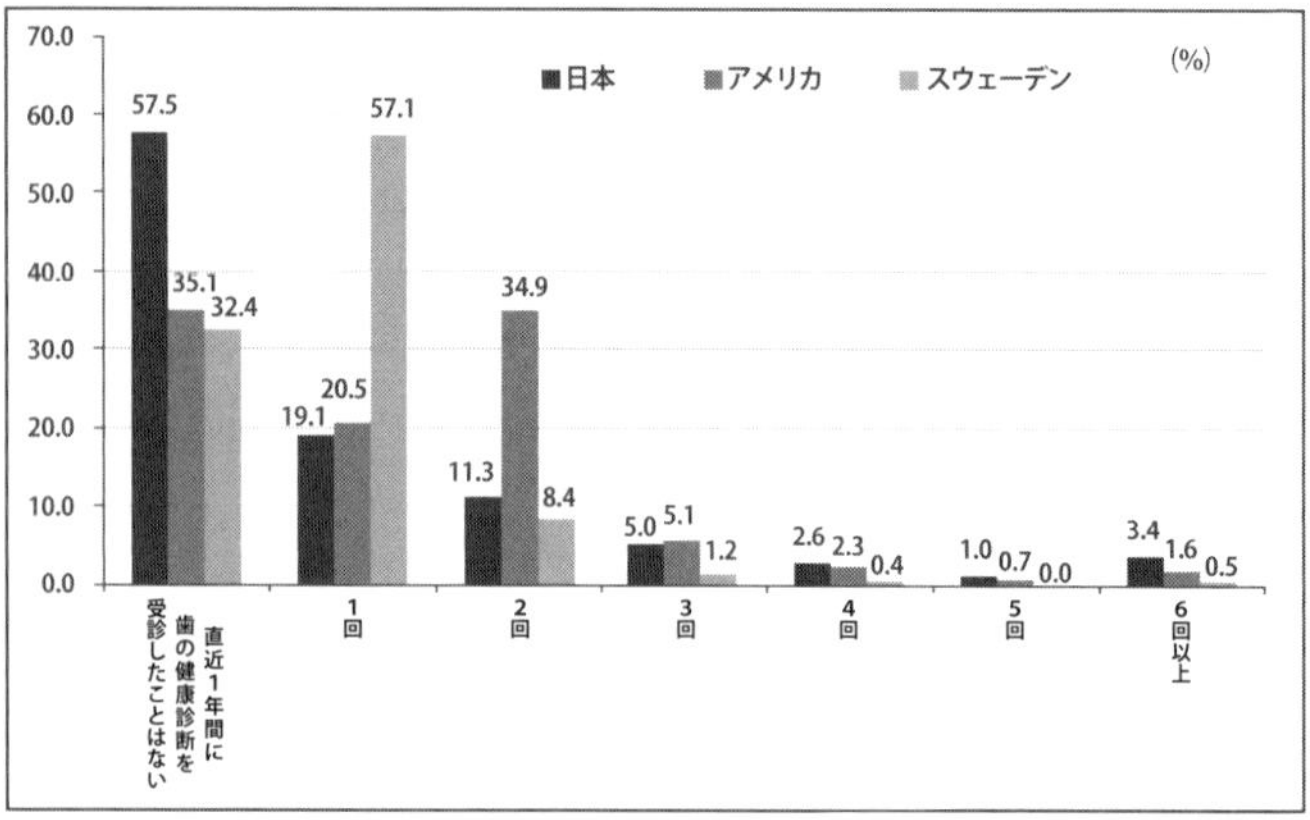

＊ライオン株式会社が２０１４年に発表した
【日本・アメリカ・スウェーデン ３カ国のオーラルケア意識調査 Vol.1】より

歯科検診を受診している者の割合、性・年齢階級別

年齢階級（歳）	統計			男			女		
	被調査者数（人）	受けた者		被調査者数（人）	受けた者		被調査者数（人）	受けた者	
		人数（人）	割合（%）		人数（人）	割合（%）		人数（人）	割合（%）
総 数	2,698	1,566	58.0	1,233	642	52.1	1,465	924	63.1
1～4	67	46	68.7	41	28	68.3	26	18	69.2
5～9	96	81	84.4	42	34	81.0	54	47	87.0
10～14	114	101	88.6	58	48	82.8	56	53	94.6
15～19	70	43	61.4	39	24	61.5	31	19	61.3
20～24	63	24	38.1	29	8	27.6	34	16	47.1
25～29	45	31	68.9	17	11	64.7	28	20	71.4
30～34	95	38	40.0	47	15	31.9	48	23	47.9
35～39	114	56	49.1	49	18	36.7	65	38	58.5
40～44	138	67	48.6	58	23	39.7	80	44	55.0
45～49	174	85	48.9	77	30	39.0	97	55	56.7
50～54	187	91	48.7	81	39	48.1	106	52	49.1
55～59	162	100	61.7	63	31	49.2	99	69	69.7
60～64	195	108	55.4	94	42	44.7	101	66	65.3
65～69	243	157	64.6	109	58	53.2	134	99	73.9
70～74	335	208	62.1	147	86	58.5	188	122	64.9
75～79	277	166	59.9	131	68	51.9	146	98	67.1
80～84	201	110	54.7	94	50	53.2	107	60	56.1
85～	122	54	44.3	57	29	50.9	65	25	38.5

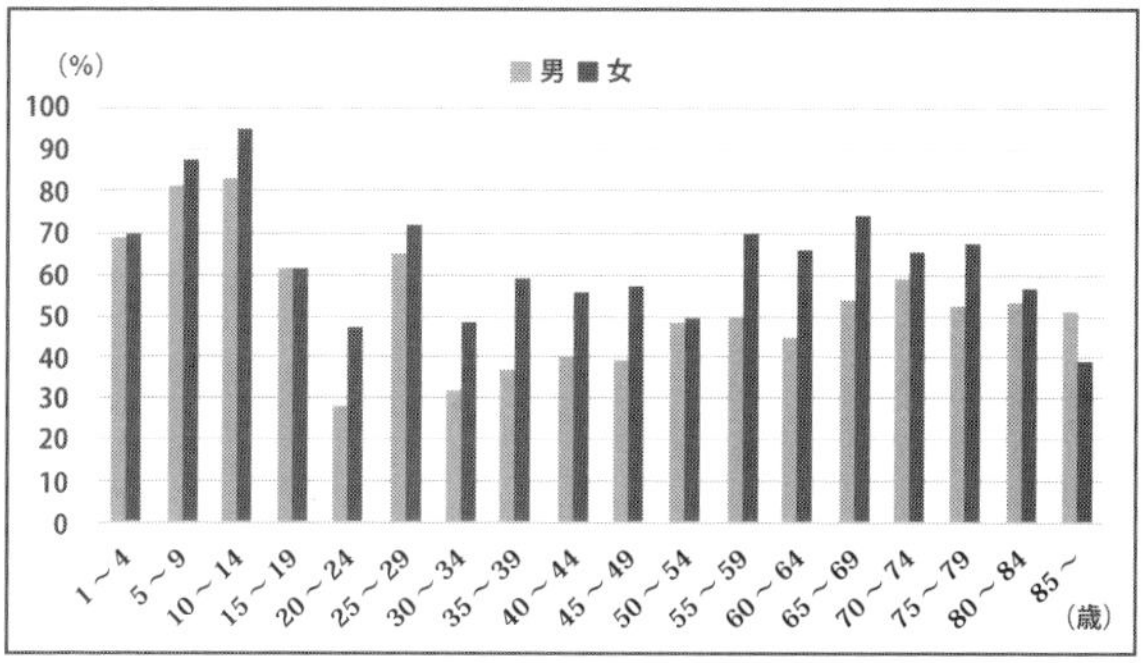

歯科検診を受診している者の割合、性・年齢階級別

＊厚生労働省　「令和４年　歯科疾患実態調査結果の概要」より

また、歯科検診の年齢階級別の受診率を別のデータで見てみると（厚生労働省「令和4年　歯科疾患実態調査結果の概要」）、目を引くのが30〜49歳の働き盛りの男性で特に受診率が低くなっていることです（31・9〜39・0％）。

仕事が忙しく、特に痛む歯もなければ、検診を後回しにしてしまうのでしょう。

もっとも、私の実感からすれば、20年前までと比べると、予防への意識は各段に向上し、歯科定期検診の受診率は2倍くらいには増えている印象があります。それでもまだまだ欧米に比べると低いのです。

政府によるバックアップも日本と欧米では差があります。

たとえば、スウェーデンではなんと19歳まで歯科治療が無料で受けられるのですが、「患者さんが20歳になったときにむし歯が1本もない場合、担当した歯科医院に高い報酬が支払われる」という驚きの報酬システムがあるのです。

スウェーデンにおける予防歯科の発達や残存歯数の優秀さは、こうした制度設計にも大きな要因があるのです。

定期検診は重篤な病気の早期発見にもつながる

歯科医院での定期健診を受けていれば、自分では気づくことができない、詰め物や被せ物の不具合をケアしてもらえます。また、歯磨きだけでは歯石は取れませんので、定期検診と歯石除去によって、他の歯のむし歯や歯周病を予防できます。

もっと言えば、同じ歯医者さんに定期検診を受け続けているからこそ得られるメリットがあります。

口腔内の状態から、重大な病気を早期発見できる可能性が高くなるのです。

たとえば、口腔がんです。日頃からずっとその人を診ているからこそ、歯茎の腫れやできものなど、ちょっとした変化にも違和感を持ちやすくなります。

睡眠時無呼吸症候群もそうです。

たとえば、治療中に寝てしまう。歯ぎしりや食いしばりのための歯の傷みがある。舌が大きい。口蓋垂（のどちんこ）が下がっている……といったことを長期的、継続的に観察していることで、睡眠時無呼吸症候群の兆候に気づきやすくなるのです。

だからこそ「かかりつけ歯科医」の重要性も実感できると思います。

Q22

「歯」が他人に与える印象の大切さについても理解していますか？

A　これからの時代は、欧米のように「歯の印象（歯並びや色）」が大切になっていくでしょう。

欧米では、初対面の人の「歯（歯並びや色）」をよく観察します。それによって相手を判断しているのです。逆に言うと、どんなに高い服を着ていても、高級車に乗っていても、「歯にお金をかけないような人」、「きちんと歯をケアしない人」と見られてしまうということです。

日本でも、これから国際化が進む中で、歯の印象の重要度はより増していくはずです。

グローバルスタンダードでは「歯」が悪いと人生で損をする

次頁の表はパナソニック株式会社がまとめた、【日本・アメリカ・ドイツのオーラルケアへの意識実態調査】（２０２１年）です。

これによると、次のような結果になっています。

・初対面の人と会う時に相手の「歯（歯並びや色）をよく見る」人

日本……………27・0％
アメリカ…………43・0％
ドイツ……………60・0％

・歯周病予防のために「専門家のケアを受ける」人

日本……………27・0％
アメリカ…………39・0％
ドイツ……………36・0％

あなたは、歯周病に対してどのような予防や対策をしていますか。
(n=300)

日本

1位	**丁寧にブラッシング（歯磨き）をする**	**73.0%**
2位	歯周病対策効果の高い歯磨き粉（歯磨き剤）を使う	27.0%
3位	歯科医で専門のケアを受ける	27.0%
4位	歯間ブラシを使う	25.0%
5位	デンタルフロスを使う	19.0%
6位	歯科医で予防や対策について情報を得る	14.0%
7位	歯周病対策効果の高い洗口液を使う	12.0%

歯周病予防（日本）

アメリカ

1位	**丁寧にブラッシング（歯磨き）をする**	**81.0%**
2位	歯周病対策効果の高い歯磨き粉（歯磨き剤）を使う	47.0%
3位	歯周病対策効果の高い洗口液を使う	41.0%
4位	歯科医で専門のケアを受ける	39.0%
5位	デンタルフロスを使う	38.0%
6位	フロスピックを使う	28.0%
7位	歯科医で予防や対策について情報を得る	23.0%

歯周病予防（アメリカ）

ドイツ

1位	**丁寧にブラッシング（歯磨き）をする**	**64.0%**
2位	歯周病対策効果の高い洗口液を使う	51.0%
3位	歯周病対策効果の高い歯磨き粉（歯磨き剤）を使う	45.0%
4位	デンタルフロスを使う	41.0%
5位	歯科医で専門のケアを受ける	36.0%
6位	歯周病対策機能のついた電動歯ブラシを使う	27.0%
7位	歯科医で予防や対策について情報を得る	27.0%

歯周病予防（ドイツ）

あなたは普段、初対面の人と会う時に、相手のどこをよく見ていますか。
(n=300)

日本

1位	目	62.0%
2位	体形	38.0%
3位	髪型	37.0%
4位	服装	33.0%
5位	**歯（歯並びや色）**	**27.0%**

初対面の相手を見るポイント（日本）

アメリカ

1位	目	62.0%
2位	**歯（歯並びや色）**	**43.0%**
3位	体形	37.0%
4位	服装	34.0%
5位	髪型	32.0%

初対面の相手を見るポイント（アメリカ）

ドイツ

1位	**歯（歯並びや色）**	**60.0%**
2位	目	60.0%
3位	髪型	38.0%
4位	服装	36.0%
5位	体形	29.0%

初対面の相手を見るポイント（ドイツ）

パナソニック株式会社がまとめた
【日本・アメリカ・ドイツのオーラルケアへの意識実態調査】（2021年）より

日本と欧米との間で、歯の大切さと予防の大切さに対する認識に格差ができた理由は2つ考えられます。

1つは、治療費の負担の違いです。

アメリカなどでは、民間の保険に入っていないと治療を受けられないほど医療費が高額です。そのため、予防への意識が高いのです。

逆に、日本では国民皆保険制度があって全国一律に低い負担で医療を受けられるので、予防しようという意識が低かったのでしょう。

もう1つは、歯の「見た目」に対する社会的評価の違いです。

欧米の歯科治療にはお金がかかりますから、それ自体がステータスになるという事情もあります。

ただし、どんなにお金を持っていて、どんなに成功していても、神経を抜いたために変色している歯が目立っていたり、歯並びがガタガタだったり、歯が抜けたままだったりすると、人物的な評価はそれだけで下がってしまうと言われています。

「歯にお金をかけないような人」、「きちんと歯をケアしない人」と見られてしまうのです。もちろん、就職活動なども不利になります。

一方、これまでの日本では、少なくとも歯の印象が社会的な評価に直結するような文化はなかったと思います。

経営者や芸能人であっても歯の見た目を気にしない人や、八重歯をチャームポイントにしているアイドル歌手もいました。私のところにも、わざわざ「八重歯にしてください」と以前の流行りで申し出てくる若い患者さんもいたほどです（もちろん、お断りました）。

このようなことは日本特有の価値観です。

しかし、国際化が進む今後は、この価値観も変えていく必要があるでしょう。海外に住んだり、外国企業と取引したりする機会が増えていけば、歯の印象の重要度はより増していくはずです。

定期検診は親ができる「お子さんへの最高のプレゼント」

この項に関して最後に付け加えておけば、親御さんは、子どもさんに対して歯磨きの習慣と同じように、定期検診を欠かさずに受ける習慣を付けてあげてほしいと思います。

大人になり、むし歯だらけになってからでは遅すぎますし、また、むし歯がなくても歯周病予防のための検診を受けておいたほうがいいからです。

むし歯がない状態の定期検診での受診になれば、痛い思いもしなくて済むのでトラウマになることもないと思いますが、むし歯になってから連れてこられれば必ず治療のために行くことになるため、少なからず歯医者さん＝痛いところというイメージがついてしまいます。

たとえば、子どもさんの治療では、乳歯は永久歯までのトレーニング期間であり、乳歯のむし歯は泣かせてまで削ることはない、と私は考えています。

それによって歯科治療がトラウマになり、その後の永久歯列になってから、むし歯で痛くても歯医者さんに連れて行かれるのが嫌で親に黙ってしまうことのほうが大きな問題だからです。

また前述のように、これからの時代は見た目も大事です。そこは親として気にかけてあげていただきたいと思います。

とはいえ、勘違いしないでいただきたいのですが、私は小・中学生のうちから絶対的に矯正治療をさせるべき、だとは考えていません。

「したくない」というお子さんに無理にさせることはありませんし、やりたくなったときに本人が自分のお金でやればいいのです。後でも矯正はできます。

私も、相談されれば「このようなやり方がありますよ」という説明はしますが、これまで矯正治療を審美的な理由でこちらからすすめたことは一度もありません。情報提供はしますが、何より、治療というのは本人の意思によって進めるべきだと思っているからです。

それは子どもさんであっても同じです。

COLUMN

コラム

歯科治療を「世界基準」で考える

2024年2月、私はアラブ首長国連邦のドバイで開催された国際歯科大会に参加しました。そこで改めて「世界の歯科」に目を向けてみると、視野がより広くなり、たくさんの新しい可能性が見えてくるのを感じました。

自分がボランティアのために海外に関わったり、国際的な歯科治療を学んだりする理由は、歯科医師としての人生、そして一人の人間としての人生を大きく飛躍させる可能性があると感じているからです（特に現地へ足を運んで実際に体験することが大事だと考えています）。

これは患者さんも同じです。

皆さんの中には、「欧米はともかく、アジアの中では日本の歯科治療は先頭を突っ走っている」と思われている方も多いでしょう。しかし、滅菌のレベルなど、既にアジアの中でも置いて行かれている分野が多くあります。

大切な身体の一部である歯に関する知識を「日本基準」ではなく、「世界基準」で考えてみてください。歯の大切さを今以上に実感することができると思います。

Q23

「歯」について考えることは人生を考えることだと理解していますか？

A 歯を大切にするのも、どんな治療を受けるのも、自己責任。それを忘れないようにしましょう。

今の社会は、他人のせいにする人がたくさんいます。インターネットが普及したことで、気軽に他人を批判したり、批評をしたりする人も増えました。歯科治療に関しても批判や辛口のレビューであふれています。

もちろん、正しい指摘はどんどんするべきですし、私を含めて歯医者さんの側も至らないところは直していくべきだと思います。本書の目的は、そこにもあります。

しかし、患者さんの側も、他人のせいばかりにする考え方がもしあったとしたら、直していくべきでしょう。いささか厳しい言い方にもなりますが、本書の最後は自己責任について考えていきたいと思います。

人生の主役は自分です。他人が決めた基準で動くのは止めましょう

以前、こんなことがありました。

ずいぶん久しぶりに来院された患者さんに、「処置するならもう抜歯するしかないと思います（処置しないならそのままです）」とお話しすると、「なんで抜歯するんですか!?」と怒り出したのです。

しかし、そう言われても、抜歯するしかなくなった理由は明白です。

【その患者さんが、根の治療を途中で止めてしまい、その後は2年間も来院し

なかったから】です。

根の治療は、痛くないからといって油断していると（若いうちは特に！）、あっという間に抜歯しなければならない状態にまで進行してしまいます。


本書をここまでお読みになった方なら、私が日頃から、治療を途中で止めることの怖さを患者さんに伝えていることはおわかりだと思います。

それでも、歯医者さんの責任のように言いたくなるのが人間なのでしょう（もちろんデメリットが多すぎますが抜歯しない、という選択肢もあります）。

気持ちはわからないでもありませんが、やはり、自分のことなのだから自己責任を持つべきだと私は思います。


こんな例もありました。

ある患者さんが、「以前、歯を抜いたけれど、抜かないで済むなら抜きたくなかった……」と歯医者さんの判断を半ば責めるように話すのです。

これも厳しい言い方ですが、抜きたくなかったら「抜きたくない」と言うべきだったと思います。そして、医学的な判断の下で抜かざるを得ないとなったときにも、最後に決めたのは自分だったはずです。

もちろん起こりうるすべてのデメリットを納得していただけるなら「抜歯しない」という患者さんの考えを最大限尊重して抜歯しません（私なら必ず何度も確認します）。

にもかかわらず、「歯医者さんに言われたからそうなった」と聞こえるような言い方は、この場合、するべきではないと思います。

これは歯の治療だけの話ではありません。人生のすべてにおいて同じことではないでしょうか。会社を選ぶのも辞めるのも、勉強するのもしないのも、誰を友だちにするのもしないのも、自分のことはすべて自分で決めるべきだし、よく考えて決めたことに関しては自分で責任を持つべきです。

だから、ネットの情報や他人の口コミによって、「どこの歯医者さんがいい」とか「どこがダメだ」と安易に他人の判断基準で判断すべきでないと思います。

もっと言えば、本書を読んで、鵜呑みにするのもダメですよ。

それは私も望むところではありません。ここに書いてあるのは「私の価値観」にすぎません。他の歯医者さんに聞けば、違う話が聞けるでしょう。

自分の価値観と本当に合う歯医者さんを見つけなければ、堂々巡りになって、歯医者さん選びでさまようことになります。

大事なことは、次のようなことです。

・自分の価値観や希望をハッキリさせる
・自分を大事にするために情報を集め、リテラシーを高め、信頼できる人にも相談する
・最後は自分で決める
・決めたことには自分で責任を持つ

スティーブ・ジョブズ氏の有名なスピーチで「他人の人生を生きることで時間を無駄にしてはいけない」という言葉があります。

あなた自身が幸せになるためにも、あなたは自分の人生を生きる必要があります！

人生の主役は自分です。

他人の決めた基準で動くのは止め、主体的に生きていきましょう。それができれば、あなたも「自分に合った良い歯医者さん」に出会えるはずです。

COLUMN

コラム

すべてのことに「ありがとう（在り難う）」

私はこれまでミャンマーやベトナムで生活実態調査や歯科検診、歯科治療を行うなど、海外でのボランティア活動に積極的に取り組んできました。

ボランティア活動については本書のテーマではありませんが、ここで敢えて触れることにしたのは、「私たちが当たり前だと思っているものが実は当たり前ではない。感謝を忘れてはならない」という事実を自省の念もこめて記しておきたかったからです。

たとえば、ミャンマーでは、歯磨きをしたくても水道や電気がないため、自由に歯を磨けない子どもたちがいました。

歯が痛くなっても歯医者さんに診てもらったことのない人が大部分を占める地域もあります。痛くなったときには、歯に薬を詰めて神経が死ぬのを待つ……。そうした劣悪な環境で暮らしている人々を目の当たりにするたびに、今の日本の状況がいかに恵まれているのかを思い知ります。

また、当たり前と思っていることが当たり前でないのは、先進国であっても同じです。

世界には、公的医療保険が充実していない国々がたくさんあります。そうした国では、民間の医療保険に入っていなければ高額な治療費を払えないため、よほど具合が悪くない限り病院へ行くのも躊躇することになります。

その点、国民皆保険を維持しており、誰もが（世界と比べれば）気軽に治療を受けられる日本の環境のほうが、ある意味で特別なのです。

さて、ここで今一度皆さんと一緒に考えていきたいのは、医療機関（歯医者さん）との、というよりも「他人との付き合い方」です。相手の事情に対するイマジネーションの持ち方です。

たとえば、歯医者さんに行って予約時間になっても待たされる——。イライラすることでしょう。

でも、その歯医者さんは、あなたを待たせている間、ゆっくり休憩しているのでしょうか？

精一杯、他の患者さんの治療にあたっているのではないでしょうか？

また、歯が痛むので予約外で行ったら、すぐに診てもらえなかったこともあるかもしれません。

でも、予約を守ってくださっている患者さんを優先的に治療するのは仕方ないことなのではないでしょうか？

「こんなに痛みが強いのになぜすぐ診てくれないのか⁉」

感情的になる気持ちはわかりますが、その場合でも、他の患者さんを治療中なので待たせるかもしれませんが、何とか時間をやりくりして診てくれる歯医者さんがほとんどだと思います。

歯医者さんに対してだけではありません。飲食店や公共交通機関、電気や水道などのインフラに対しても……もっといえば、友人や家族であってもそうですが、人は何か自分の意に沿わないことがあると、当然のようにクレームをつけ、相手を非難しがちです。

もちろん、相手の言動に問題が存在する場合もあるでしょう。その場合は、原因を追究するなり、改善を求めるなどして自分を守っていくことも必要です。

しかしその一方で、自分の懐にいつも持っておかなければいけないのは、「その当たり前は当たり前ではないかもしれない」という視点です。

人は恵まれている環境に置かれているときには利己的になり、自分中心で考えてしまいます。何でも当たり前、思い通りになるために、周りにある存在のありがたさ（在り難さ）を忘れてしまいます。

でも、もう一度気づいてほしいのです。

当たり前のことなどないということを。

すべてのことに「ありがとう（在り難う）」と感謝する気持ちを。

私自身も、最近は「自分自身が変わろう」という意識を強く持っています。その根底にあるのは、「相手は精一杯全力を出している」という前提で物事を考えることです。そうした視点があると、相手のしていることに対して一呼吸置くことができると思います。

自分自身の捉え方次第で、状況は１８０度変わっていきます。

本書では、より良い歯科治療を実現していくために、問題ありと感じる歯医者さんや患者さんについて、自分の思うところを指摘させていただいています。

しかし、だからといって私の見解がすべて正しいとは思っていませんし、毎日多くの患者さんが当院に来てくださるのを当たり前とも思っていません。まだまだ至らない点は多くあります。

また、患者の皆さんにとっても、歯医者さんやお医者さんに気軽に通えること、もっといえば、医療機関がいつでも、誰でも診てくれることは当たり前ではありません。経済状態や医師不足（医療機関の偏在）などによって、いずれ日本もそう遠くないうちにそうなる時代（患者さんが選ばれる時代）が来るかもしれないのです。

感謝と敬意と思いやり――。

すべての人にとって、本書が、自分自身を守ることと共に、そうした視点に気づくきっかけになることを自省の念も込めつつ願っています。

あとがき

人生で後悔することで大きなものの1つは、「もっと歯を大切にしておけばよかった」だと言われています。

それもそのはず。ほとんどの方々が歯科治療や歯科医院のこと、さらには日々のメンテナンスについて正しい情報を得ていません。もしくは大きな誤解をしています。

そして、その知識不足や誤解により、「いつか治療しよう」、「痛くなってから治療しよう」などと考えているうちに、年齢が若くても歯周病やむし歯はどんどん悪い状態になっていきます。

治療を先延ばしにしても良いことは何もないのです。

たとえば、歯を一本失うということは、物理的に食事が不自由になるだけでなく、健康面や審美性の面で、人生の豊かさや幸せまで失ってしまうことになります。

本文にも記したとおり、私たち歯科医師は、ただ単に歯を守るということだけではなく、「その先の生活の質を守りたい！　人生を豊かにするお手伝いをしたい！」という想いで治療をしています。

問題のある歯科医師がいるのも事実ですが、大半の歯医者さんは、患者さんのために己の仕事を全うしています。

治療であれ、予防であれ、あなたが歯を守るために最も大切なことは、「今すぐ歯医者さんに行って自分自身はどうなりたいかを相談すること」です。

歯科治療は日進月歩、どんどん進化しているので、以前は無理だと言われていたことでも、今なら解決できることが増えています（たとえば、以前は白い詰め物や被せ物の歯が保険診療では認められていなかった部位も、今はできる範囲が増えています）。

また、技術的・設備的な問題により、ある歯科医院ではできない治療が、別の歯科医院であれば可能な場合もあります。

大切なことなので、もう一度だけ繰り返します。

◎自分がどうなりたいのか。そのためにどのような治療を希望するのかを明確にしましょう。

◎自分の価値観に合った歯医者さん、および患者さん本位（主体）のコミュニケーションができる歯医者さんを選びましょう。

◎治療方針は受け身ではなく、自分が決める意識を持ちましょう。

あなた自身が正しい知識を得て、自分自身で考え、選択をしなければ、自分が望む歯科治療を受けることや歯を守っていくことはできません。

優先するのは美しさ（審美性）でしょうか？　健康面（安全性）でしょうか？　丈夫さ（耐久性）でしょうか？　噛む能力（機能性）でしょうか？　費用（経済性）でしょうか？

歯医者さんのことを「儲け主義」と先入観で決めつけたり、「費用が安いから」というだけで治療方法を選択したりするのではなく、「どうしたら自分の望む未来になるだろうか？」そして、「自分の長期的な健康という観点から、どうすれば歯を守れるだろうか？」と考えてください。

そして、あなたが望む歯科治療をしていくため、「あなたにとって良い歯医者さん」を見つけてください。

本書が、あなたが歯科治療を進める上で有用なツールとなり、最高の笑顔で人生を歩んでいくための役に少しでも立てれば、筆者として、歯科医師としてこれ以上の喜びはありません。

主な参考文献

・『nico』
（クインテッセンス出版株式会社）
https://www.quint-j.co.jp/
・「日本・アメリカ・スウェーデン
３カ国のオーラルケア意識調査 Vol.1」
（ライオン株式会社，2014）
・「令和４年　歯科疾患実態調査結果の概要」
（厚生労働省）
・「日本・アメリカ・ドイツのオーラルケアへの
意識実態調査」
（パナソニック株式会社，2021年）

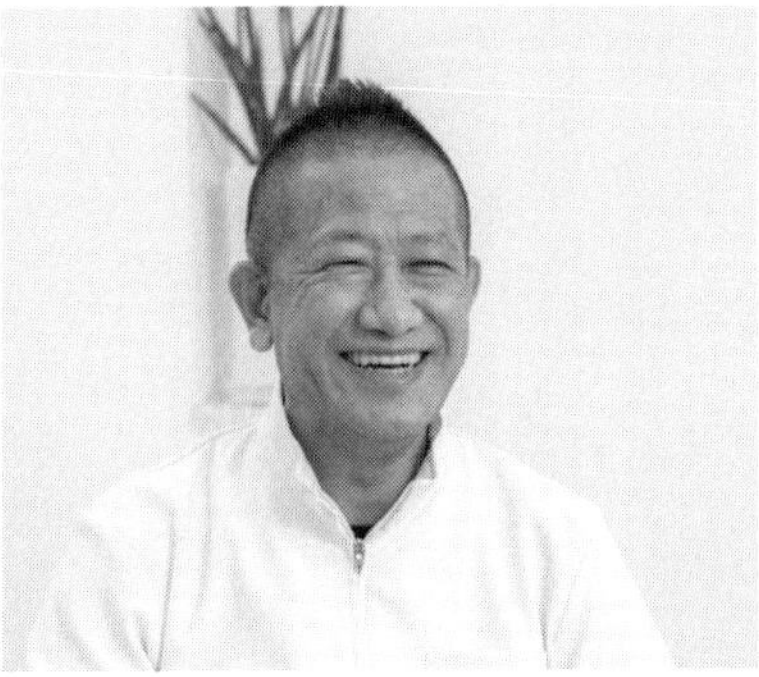

葉 清貴《よう きよたか》

医療法人社団ハートデンタルクリニック理事長・院長
(一社)日本ヘルスケア歯科学会会員、(一財)日本スウェーデン歯科学会会員、日本フィンランドむし歯予防研究会会員、(一社)日本歯科人材開発アカデミーデンタルコーチング認定講師、(一社)日本ほめる達人協会「ほめ達！」認定講師、(一財)日本プロスピーカー協会アソシエートプロスピーカー

自らが55歳ながら「むし歯0」を体現する歯科医師。家業がラーメン店の8人兄姉の末っ子として生まれ、兄弟の影響からいつしか医師になることを夢見る。様々なアルバイトを経験しながら歯学部を卒業。11年間の1ヶ所の歯科医院での歯科医勤務を経て38歳で開業。

開業当初は、周囲の方々へ自分の正しさを押し付けてしまう性格だったが、理想の歯科医院像を描き「本当に良い歯医者とはなにか？」の自問自答を繰り返し、たどり着いた答えが「患者本位のコミュニケーションができる歯医者」だった。

「患者の歯の治療」について考えることは「患者の人生と生き方」とイコールと考え、長期的なプランかつ、患者の予算や意向を最大限に尊重し未来をともに創るヴィジョンをもつ。患者が治療方針を自らの意志で選択をすること、予約時間を守ることなど「自己責任」を重要視し、患者を育てるスタンス。同じ価値観をもった歯科医師を増やしていくための活動と同時に、多くの方が「歯を世界基準」で考えること、自分の価値観を明確にして歯医者を選べる人を世の中に増やしていくことをミッションとする。

医療法人社団　ハートデンタルクリニック
院長紹介ページはこちら→

STAFF
装丁・デザイン　冨澤　崇（EBranch）
DTP・本文デザイン　松本圭司（株）のほん
イラスト　小瀧桂加
校正　伊能朋子
編集協力　津田秀晴
編集　小田実紀　坂本京子

むし歯で歯を一本も削られたことがない歯医者が語る

良い歯科治療になるかどうか？は あなた次第です!!

初版1刷発行　2024年5月25日

著　者　葉 清貴
発行者　小川 泰史
発行所　株式会社Clover出版
〒101-0051
東京都千代田区
神田神保町3丁目27番地8
三輪ビル5階
電話 03(6910)0605
FAX 03(6910)0606
https://cloverpub.jp

印刷所　モリモト印刷株式会社

ISBN978-4-86734-213-8　C0047

本書の内容に関するお問い合わせは、
info@cloverpub.jp宛に
メールでお願い申し上げます